微信扫码

看视频学做药膳

专业药膳厨师作示范

一步步教您制作药膳

科学配伍，辨证施膳

用中医智慧防病祛病

二十四节气养生药膳

周永利 主审
王萌 王平 主编

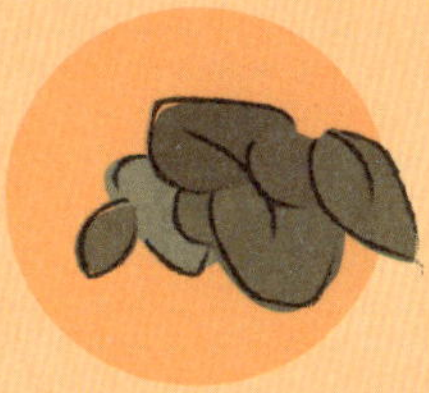
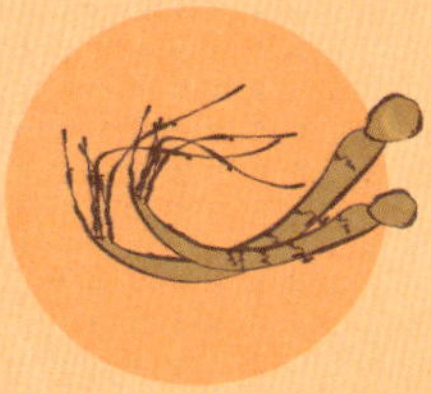
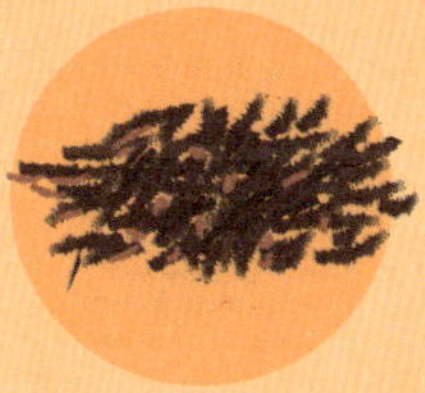
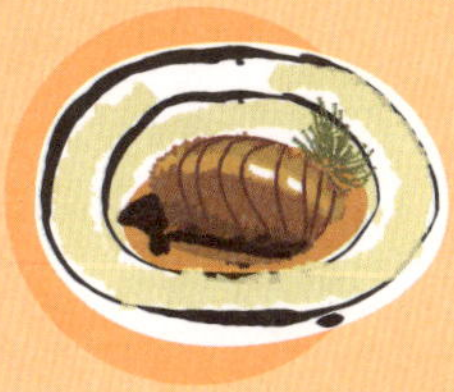
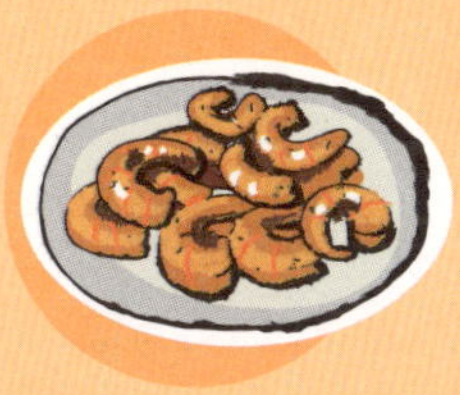

青岛出版集团 | 青岛出版社

图书在版编目（CIP）数据

二十四节气养生药膳 / 王萌, 王平主编. -- 青岛：青岛出版社, 2025. -- ISBN 978-7-5736-2724-7

Ⅰ. R247.1；TS972.161

中国国家版本馆CIP数据核字第2024LY7531号

ERSHISI JIEQI YANGSHENG YAOSHAN

书　　名	二十四节气养生药膳
主　　审	周永利
主　　编	王　萌　王　平
出版发行	青岛出版社
社　　址	青岛市崂山区海尔路182号（266061）
本社网址	http://www.qdpub.com
邮购电话	0532-68068091
策划编辑	刘晓艳
责任编辑	郑万萍
封面设计	刘　帅
版式设计	刘海艺
制　　版	青岛千叶枫创意设计有限公司
印　　刷	青岛鑫源印刷有限公司
出版日期	2025年4月第1版　2025年4月第1次印刷
开　　本	16开（710 mm × 1000 mm）
印　　张	16
字　　数	230千
书　　号	ISBN 978-7-5736-2724-7
定　　价	49.80元

编校印装质量、盗版监督服务电话　4006532017　0532-68068050

《二十四节气养生药膳》编委会

主　审　周永利

主　编　王　萌　王　平

副主编　臧翠翠　薛晓彤　张永超　王　丽　路俊仙

编　者　王　瑞　赵秋晨　颜廷龙　管仁伟　董佳伟　王　淑　杨梦琦　赵广前　姚晓东　丁　晓　姚　凤　赵　娟　张元君　蒋　旭　邹腾飞　李晓玮　张晓芳　杨亚男　梁瑞雪　孙新茹　郭瑞齐　张翠翠

视频制作　夏　瑜　囤荣雪　李丽娜　姜孟林　何树凯　姜　皓　于国春　方　凯　韩宗兵　胡桂良

前言
PREFACE

“药食同源”是中华民族养生祛病理论和实践的重要组成部分。祖先们一辈又一辈地通过“尝百草”，筛选出以五谷为主的可食用植物，育种耕作，解决了生存需要的粮食问题，同时在对野生植物的驯化过程中，发现有些植物既能果腹又能养生强身，还有些植物虽不能果腹，却可以疗病祛疾，在长期的探索实践中，逐渐形成了农耕文明先“食”后“药”再“养”又“医”的认知体系。如今代代相传且深受大众喜爱的“药膳”就是这一认知体系的具体体现。“以食施养”“养医并重”为宗旨的“药膳”彰显着祖先的智慧，是守护着我们民族生生不息、连绵不断的秘诀。

祖先们通过观察自然时序和物候变化创造出独特的时间表述方式——二十四节气，在用以指导农业耕种、养护和收获的同时，还创立了顺应四时节气变换的中医药养生观。我国幅员辽阔，以长江为界南北气候差异明显，不同的气候特点催发了丰富多样的物产以及极具地域特色的饮食文化。传统中医理论认为植物聚天地之精华，许多植物“用之充饥则谓之食，以其疗病则谓之药”，食和药间并无绝对的界线。药膳“因时、因地、因人而食”的原则体现着中医药养生体系“三因制宜”的核心特点，也是我们民族饮食智慧的结晶。

当今生活水平日益提高，带动人类寿命逐渐延长，随之而来的各种与年龄相关的疾病也呈现逐年高发的趋势。在延长寿命的同时，如何通过日常饮食调养来减少疾病，提高生活质量，已经成为社会的热点话题，“以药为食，以食为养”的中医药膳自然而然地成了人们关注的焦点。如何因时、因地、因人而选择相宜的药食同源食材，配伍制作出色、香、味俱全且营养丰富、具有一定养生保健作用的适合日常食用的药膳，成为广大群众日益关注的热点。

本书秉持中医药“三因制宜”的养生原则，对药膳的制作，从食材选择和配伍、烹饪方法，以及功效、适宜人群等方面进行实用性阐述，以期为人民群众在日常饮食生活中合理正确利用药膳养生健体提供有益的参考。

目录

CONTENTS

第四章 青少年茁壮成长药膳

第一章 01

二十四节气养生药膳

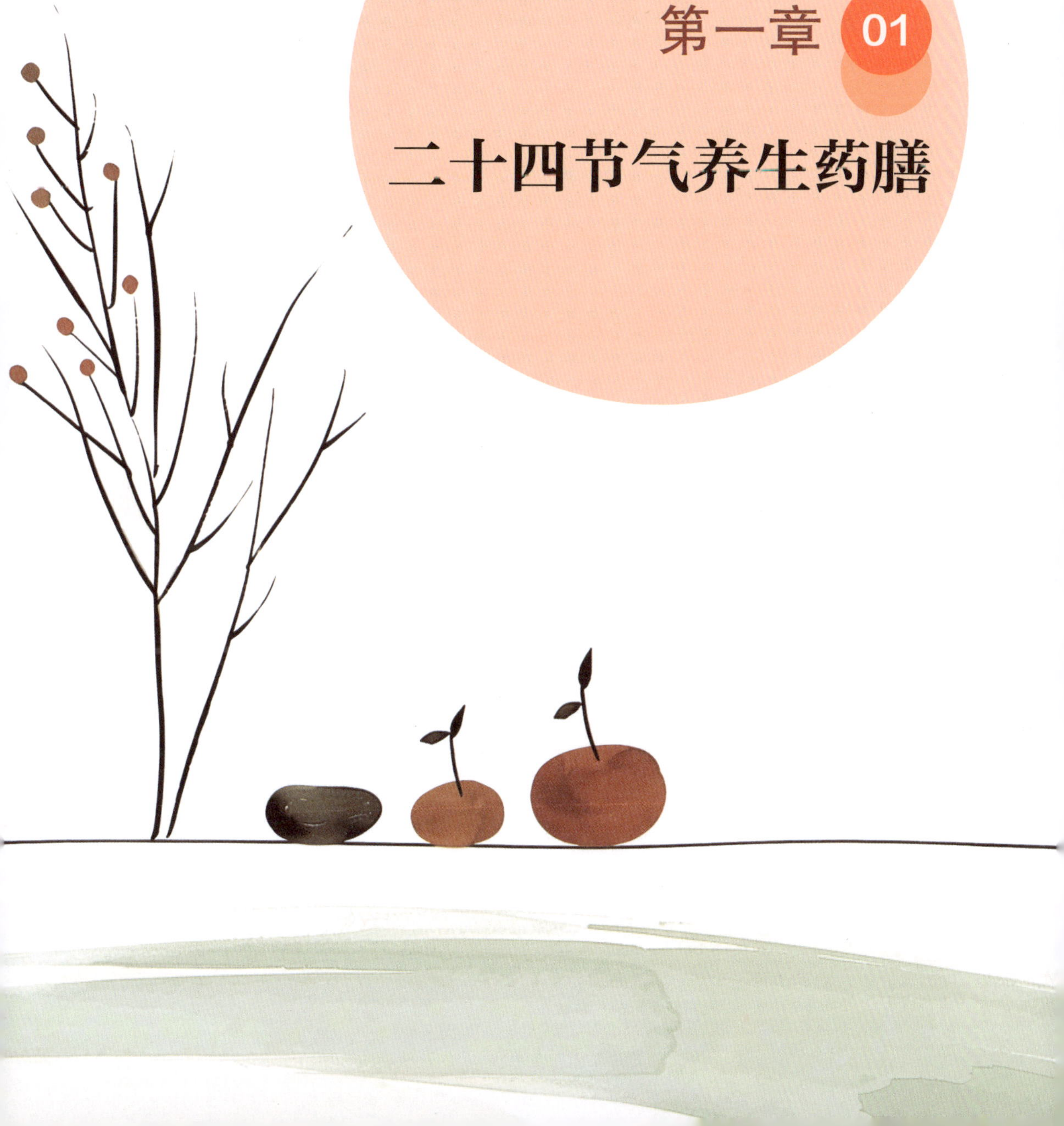

立春 · 疏肝理气

立春是二十四节气之首。每年的公历 2 月 4 日前后，太阳到达黄经 315 度时就迎来了立春。立春标志着由冬到春季节转换的开始。

膳食原则

立春是冬春更替的节点，冬令收藏，春令宣发，立春之时肝气应随自然阳气徐徐升发，若气机升发不畅致肝气郁滞，则易出现胸闷、情绪低落等不适，饮食上可食用疏肝理气之品以顺应人体气机变化。

《千金食治》载“春七十二日，省酸增甘，以养脾气”，确立了春季的饮食原则，要少食酸味，多吃甘味。立春的饮食除遵循春令“省酸增甘”的通则，还宜适当多食辛味食品，立春时节人身肝旺气疏，增加辛味食物，能够疏肝理气，调畅气机。另外，立春之时，气温依旧较低，人体易受寒邪侵袭，饮食上适当食用些温通之品，能够增强体质，抵御春寒，但是要忌食肥甘厚味的滋腻大补食物，防止增加脾胃受纳运化的负担。

食材推荐

药食同源食材

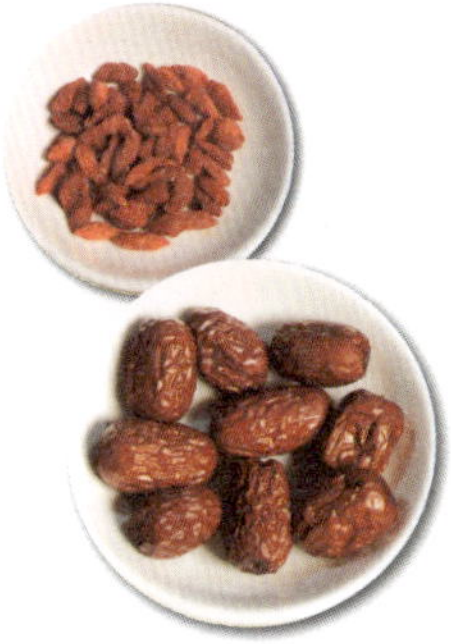

香橼、佛手、玫瑰花、白芷、生姜、大枣、枸杞子、山药等。

日常食材

粳米、韭菜、黄豆芽、洋葱、菠萝、猪肝、鳝鱼等。

药膳推荐

天麻小炒 （2 ~ 3 人量）

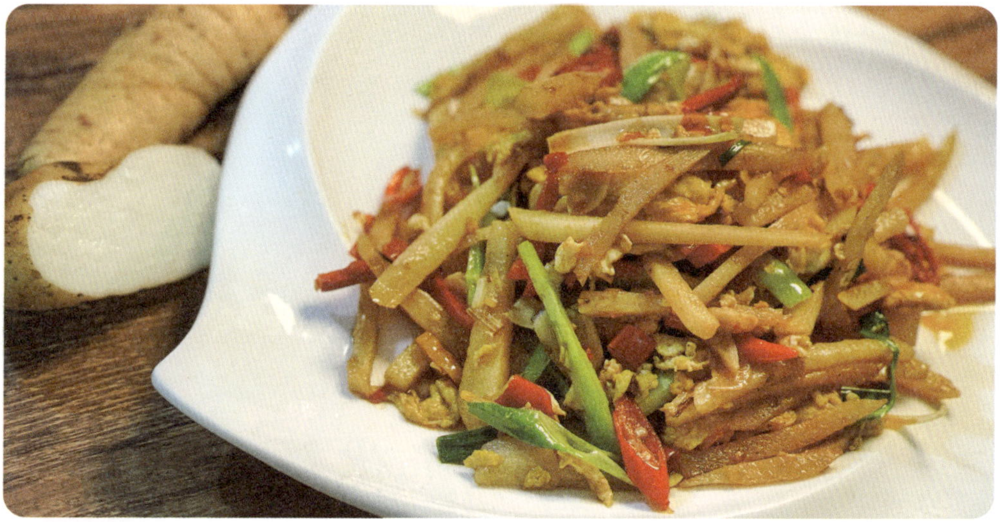

用 料

天麻 300 克，鸡蛋 3 个，蒜、彩椒、葱、面酱、蚝油、盐、食用油各适量。

做 法

1.天麻去皮切丝；葱及彩椒切丝；鸡蛋打入碗中，加少量食盐，搅拌均匀备用。

2.起锅烧水，加入适量盐，待水沸腾后加入天麻煮 3 分钟，将天麻盛出，沥干水分。再另起锅加入适量食用油，待油温升高后加入天麻，炸 1 分钟后将天麻沥出。

3.锅内加入少许食用油，将鸡蛋炒散，捞出备用。另起锅烧油，加入葱、蒜、面酱、蚝油快速翻炒，倒入备好的天麻，翻炒1分钟，再加入彩椒丝、葱丝、炒好的鸡蛋，放入适量盐继续翻炒1分钟，出锅即可。

功效 补虚通络、平肝息风。

二花疏肝茶 （约2人量）

用　料

玫瑰花2克，茉莉花2克，佛手2克，大枣8克。

做　法

1.将玫瑰花、茉莉花、佛手、大枣一同放入茶壶中，用温水泡洗后去水。

2.加入热开水浸泡3～5分钟即可饮用。

功效 宽胸理气，疏肝解郁。

小贴士

月经量过多的人经期不宜饮用。

雨水·行气化湿

雨水是二十四节气中的第二个节气。每年的公历2月19日前后，太阳到达黄经330度时就迎来了雨水。雨水节气多为降雨开始，雨量渐增之意。

膳食原则

雨水节气之后，气温缓慢回升，地湿之气渐升，降水形式上雨渐多，雪渐少，水湿之邪留恋日久，难以去除，最易阻遏气机，因此饮食上需以调畅肝脏气机为原则。另外，湿邪最易困脾，易出现食欲欠佳、周身困重、乏力、大便黏腻不爽等表现，除了疏肝理气以助阳气生发之外，日常饮食应适当选用行气化湿、健脾开胃之品，多吃新鲜水果蔬菜等，以养护脾气、清利湿邪。

北方雨水期间仍较为寒冷，湿气一般夹“寒”而来，因此雨水前后必须少食用生冷之品，以免损伤脾胃阳气。

食材推荐

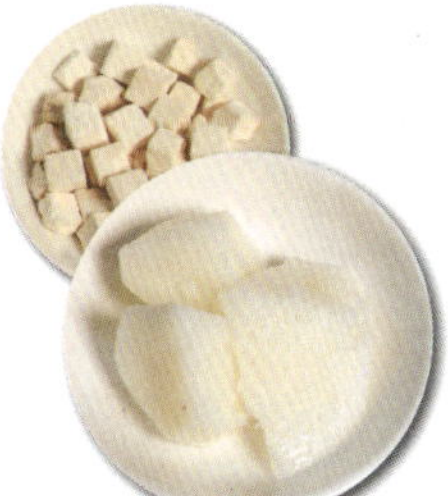

药食同源食材

香橼、玫瑰花、橘皮、白扁豆、茯苓、山药、枸杞子等。

日常食材

笋、黄豆、菠菜、生菜、豌豆苗、荠菜、橘子、猪肝、对虾等。

药膳推荐

春笋炒肉丝 （约 2 人量）

用 料

枸杞子 5 克，春笋 200 克，猪瘦肉 100 克，花生油、料酒、白糖、酱油、食盐、味精、芝麻油各适量。

做 法

1. 将枸杞子洗净，泡水备用；猪瘦肉、春笋分别洗净，切成丝备用。
2. 炒锅上火，锅热后倒入花生油，待油烧热后，先将肉丝放入锅中翻炒 1 ~ 2 分钟，再将笋丝下锅翻炒，断生后，下枸杞子、料酒、白糖、酱油、食盐、味精调味并翻炒搅匀。
3. 出锅前，淋入芝麻油，盛入盘中即成。

功效 健脾开胃。

党参山药炖鸡（2～3人量）

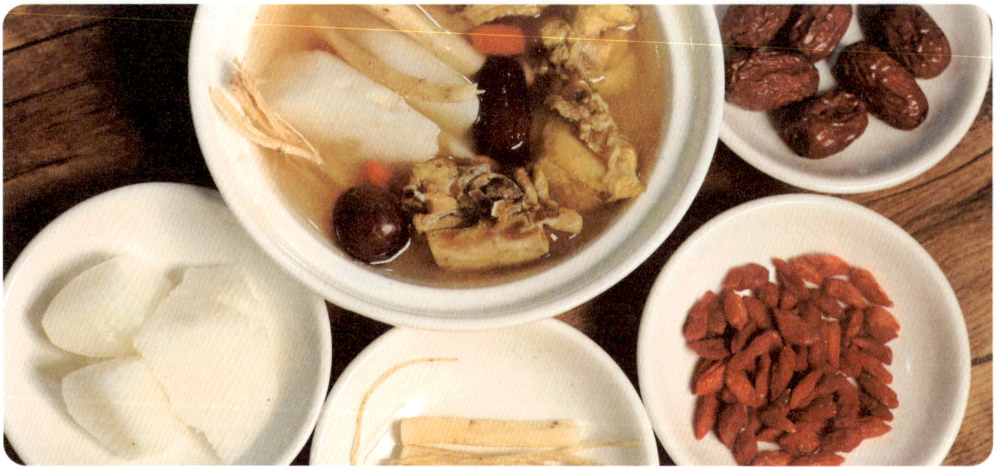

用　料

鲜山药100克，党参6克，枸杞子10克，跑山鸡1只，红枣、生姜、食盐各适量。

做　法

1.将鸡洗净、剁块、焯水，山药洗净、切块备用，党参、枸杞子、红枣、生姜洗净备用。

2.锅内加入适量清水，将鸡块、党参及生姜放入锅中，大火煮沸后转小火慢炖1小时，再加入山药块、枸杞子、红枣，继续小火慢炖半小时左右，食盐调味即可。

功效 益气养阴，补脾健胃。

惊蛰◎通调气机

惊蛰是二十四节气中的第三个节气。每年的公历3月5，6或7日，太阳到达黄经345度的位置时便迎来了惊蛰。惊蛰时节春雷乍动，标志着仲春时节的开始。

膳食原则

惊蛰之后肝阳之气渐升，如果人体不能顺应春季气机升发之性，肝气升发不畅，则容易出现情绪消沉、胸闷等不适，故此时仍应多选用具有疏肝理气、通调气机之品。

我国春季多风，风邪袭表，影响人体腠理开合，容易出现鼻塞、喷嚏、项背僵痛等不适，故此时还应选用祛风解表之品。

春主肝，肝木旺易克脾土，影响脾胃的运化功能，因此饮食还要兼顾选择适量健脾养胃之品。

食材推荐

药食同源食材

白芷、紫苏、生姜、白扁豆、山药、刀豆、薄荷、橘皮、佛手等。

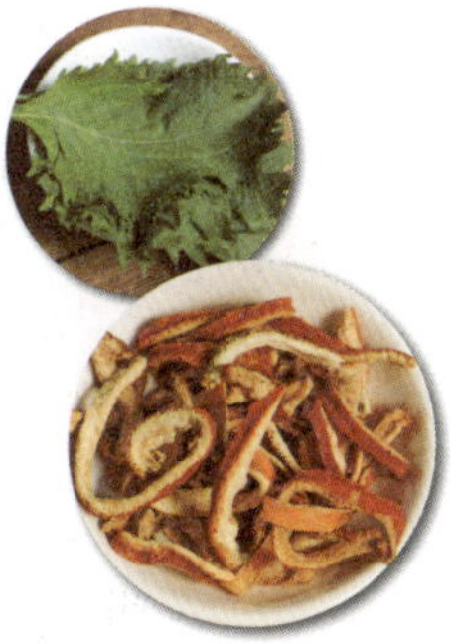

日常食材

蚕豆、韭菜、茼蒿、春笋、葱、草莓、菠萝、羊肝、牛肉、带鱼等。

药膳推荐

葛粉荠菜饼 （约 2 人量）

用 料

粉葛根 8 克，面粉 80 克，鸡蛋 100 克，荠菜 50 克，胡萝卜 30 克，培根 30 克，小葱、盐、食用油、胡椒面、花椒面各适量。

做 法

1. 将粉葛根捣成粉末，与面粉混合均匀后加入凉开水调成糊状备用。
2. 荠菜洗净剁碎，胡萝卜切小丁，小葱切碎，培根切丁，将上述食材加入鸡蛋液中搅拌，再与葛根面粉糊一起拌匀。加入适量盐、胡椒面、花椒面调味。

3.热锅刷油，下一大勺搅拌好的粉浆，用铲子刮平，待表面完全凝固后翻面再煎，煎至焦黄起锅巴即可。

功效 解饥生津止渴。

小贴士

葛根性偏寒凉，脾胃虚寒者不宜多用。高血压、高血糖、高脂血症人群可适当食用。

紫苏豆豉煲豆腐 （约2人量）

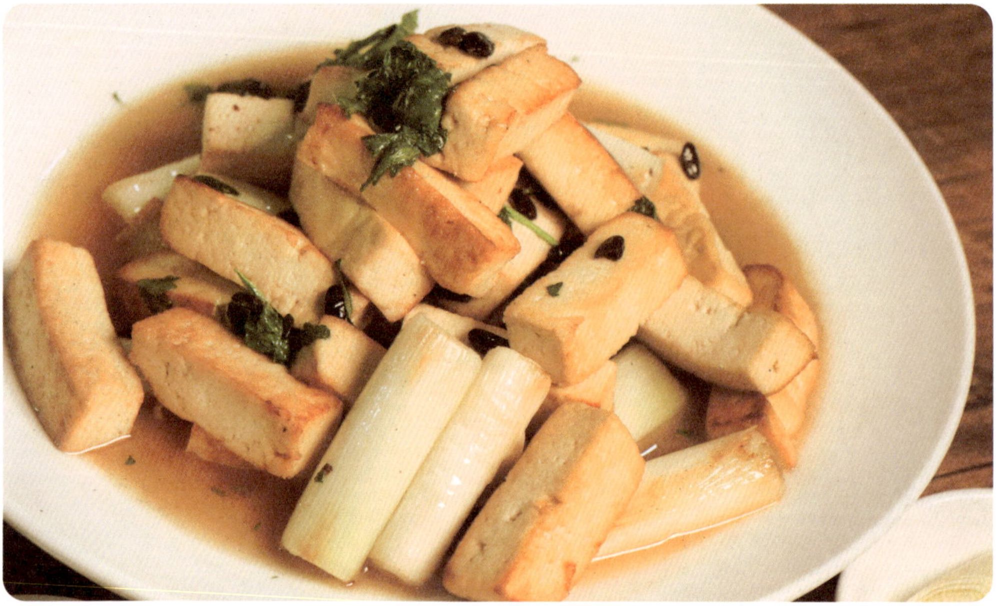

用　料

淡豆豉6克，鲜紫苏叶、葱白各20克，豆腐200克，花生油、盐、芝麻油各适量。

做　法

1.豆腐切小块；葱白洗净，切段；紫苏叶洗净，切丝。

2.锅内倒入少许底油，加入豆腐块煎至两面微黄，再加入葱白、淡豆豉略微煸炒。

3.锅内加适量水没过豆腐，煮10分钟左右。

4.加入紫苏叶丝，继续煮2～3分钟，加入适量盐及芝麻油出锅即可。

功效 疏风散寒，益气补虚。

小贴士

感冒咳嗽者尤为适用。

春分·健脾开胃

春分是二十四节气中的第四个节气。每年的公历3月20或21日，太阳抵达黄道0度也就是直射赤道时，就迎来了春分。在此节气，南北半球昼夜相等，标志着越冬作物进入春季生长阶段。

膳食原则

汉代董仲舒《春秋繁露·阴阳出入上下》云：“春分者，阴阳相半也。”春分时，上升之阳气与下降之阴气逐渐协调，阴阳平衡。因此，饮食上应顺应节气特点“平衡”之性，多用温和平补之品。且春季天气干燥，易导致人咽干、心烦，在饮食上也可适当选用润燥生津之品。

春分时节，肝气旺盛，若木旺克土则影响脾胃的消化功能，易出现食欲不佳、不思进食等表现。因此，除了疏肝行气，饮食上还可多食行气消食、健脾开胃之品。

食材推荐

药食同源食材

麦芽、薄荷、山楂、香橼、佛手、蜂蜜、大枣、山药等。

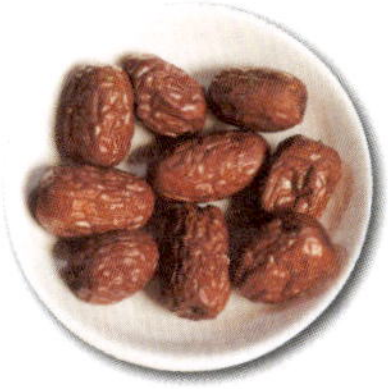

日常食材

紫米、香椿、莴苣、面条菜、荠菜、菠菜、苔菜、草莓、菠萝、猪肝、牛肉等。

药膳推荐

香椿薄荷饼 （2 ~ 3 人量）

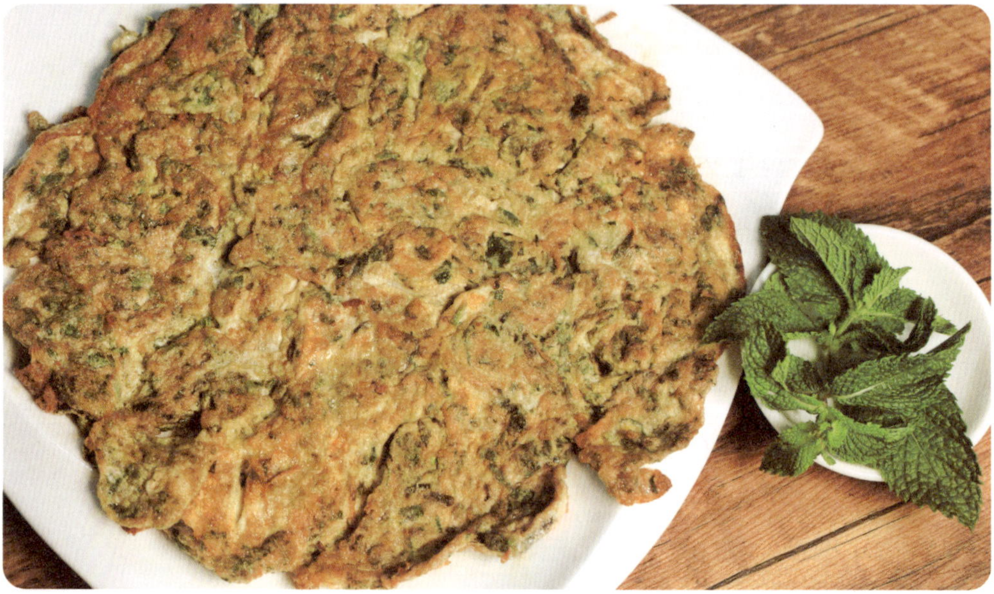

用 料

鲜薄荷叶 10 克，香椿芽 100 克，面粉 100 克，鸡蛋 50 克，盐、花生油各适量。

做 法

1. 鸡蛋打成蛋液，加入面粉中，再加入适量水调成稀面糊状。
2. 香椿芽、薄荷叶洗净切碎，加入面糊中并搅拌均匀，再加入少许盐调味。
3. 炒锅烧热，倒入少许花生油，油热后倒入面糊，转动炒锅，让面糊均匀平铺在锅底上，待略微凝固成饼状后翻面，小火煎至另一面凝固即可出锅。

功效 醒脾开胃，疏肝解郁。

小贴士

表虚出汗多者不宜食用。

野菜汆丸子 （2 ~ 3人量）

用 料

百合（干品）10 克，生姜 10 克，猪肉 200 克，面条菜 50 克，鸡蛋 1 个，香菜 10 克，香油、盐、白胡椒粉、淀粉各适量。

做 法

1.百合洗净、泡软、切碎，面条菜洗净、剁碎备用，生姜切碎备用。

2.猪肉洗净剁成肉泥，加入备好的面条菜、百合及姜末，加入鸡蛋清，再加入少量淀粉及少许水、盐、白胡椒粉，搅拌成半固体状态。

3.锅中加入适量清水，水开后将调好的肉馅团成丸子下入锅中。

4.水开后再煮 5 分钟左右，加入适量盐、白胡椒粉及香油，撒入少量香菜即可出锅。

功效 清热凉血，健脾益气。

小贴士

阴虚燥咳、心烦失眠者尤为适宜；风寒感冒咳嗽，脾胃虚寒者少食。

清明 · 养阴润燥

清明是二十四节气中的第五个节气。每年的公历 4 月 5 日前后，太阳到达黄经 15 度时就迎来了清明。清明正值仲春与暮春之交，是二十四节气中唯一一个演变为民间节日的节气。

膳食原则

清明时节，天地阳气助发，人体顺应自然之气的变化，肝气更加旺盛，“气有余便是火”，易肝阳上亢，出现头晕头痛、心烦易怒、耳鸣眼花等不适，饮食上宜食用疏肝清热之品来清泻肝火，疏肝理气。肝为刚脏，肺为娇脏，按中医五行学说来讲，肝属木，肺属金，旺木伤金，此时易出现肺虚等呼吸系统症状，养生上要重在调养肝肺，饮食既“清”且“淡”，除了多吃清肝柔肝之品外，可以适当食用滋阴润肺的食材。

此外，4 月份北方大部分地区天气干燥，易伤人体津液，容易出现皮肤干燥、咽干、口干等情况，饮食上可适当食用养阴润燥之品。

食材推荐

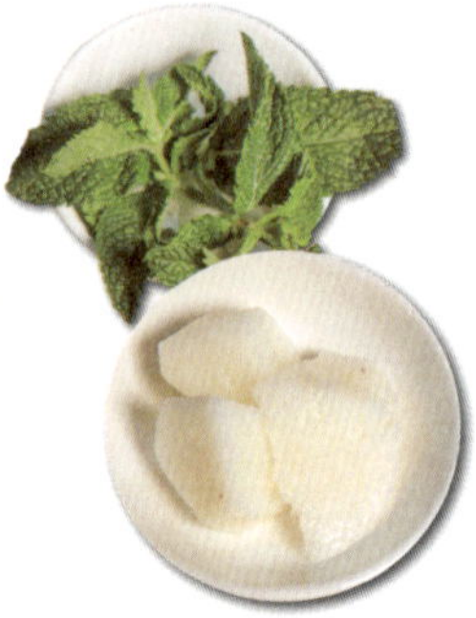

药食同源食材

薄荷、鸡内金、桑叶、山药、玉竹、百合、黑芝麻、葛根等。

日常食材

豌豆、菠菜、生菜、莴苣、油麦菜、蒜薹、草莓、芒（杧）果、鸡肉、鳜鱼等。

药膳推荐

佛手腌笃鲜 （2 ~ 3 人量）

用　料

咸肉 100 克，排骨 200 克，佛手 3 克，鲜桑叶 20 克，豆皮结 100 克，冬笋 200 克，香葱、姜、盐、食用油各适量。

做　法

1. 排骨剁成小块，咸肉切片，焯水；冬笋去皮切块，焯水。

2.锅中放入少许食用油及姜片爆香后，加入排骨和咸肉翻炒，加入适量水，大火烧开后加入冬笋，转小火慢炖 1 小时左右，加入豆皮结和佛手继续炖 20 分钟左右，加入鲜桑叶继续煮 5 分钟左右，撒入适量盐及香葱即可。

功效 疏肝散结，清宣润肺。

凉拌枸杞 （约 2 人量）

用 料

枸杞 6 克，枸杞嫩叶 200 克，盐、醋、香油、白糖各适量。

做 法

1.枸杞洗净，泡水，备用。

2.将枸杞嫩叶焯水去除苦味，捞出过凉水，加适量盐、醋、香油、白糖调味，再撒入泡好的枸杞，调拌均匀即可。

功效 滋补肝肾，疏风明目。

小贴士

脾胃虚寒、腹泻者慎用。肝肾阴虚所致视物模糊、眩晕耳鸣者更宜食用。

谷雨 · 疏肝泻火

谷雨是二十四节气中的第六个节气。每年的公历 4 月 20 日前后，太阳到达黄经 30 度时就迎来了谷雨。谷雨节气的到来意味着寒潮天气基本结束。

膳食原则

进入谷雨时节，气温上升明显，自然界的阳气骤升，对于素体肝火较旺的人，随着自然界阳气的升发，如果肝气升发太过，容易引起“春火”，出现情绪波动、心烦、易怒等不适，饮食上可适当食用清利肝火之品来疏肝泻火。

谷雨时节天气虽已转暖，但气温仍不稳定，北方昼夜温差还较大，且降水逐渐增多，自然界的湿度也逐渐增大，湿邪容易侵犯人体，使人出现头疼头晕、胸膈满闷、脘腹胀闷等不适症状，因此在饮食上宜多选用健脾、祛湿之品。

食材推荐

药食同源食材

菊花、桑叶、党参、薄荷、白扁豆、薏米、茯苓、橘皮、山药、槐花等。

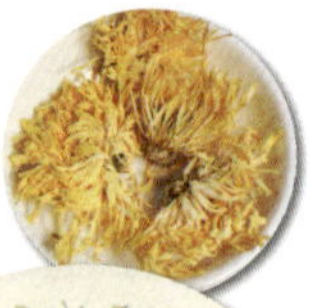

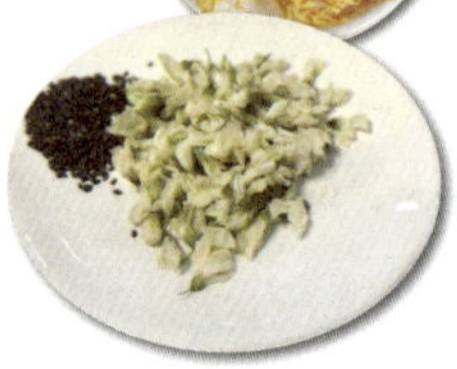

日常食材

茼蒿、芦笋、卷心菜、蘑菇、苹果、小米、猪肉、鸡肉、黑鱼等。

药膳推荐

酥炸薄荷叶 （约 2 人量）

用　料

鲜薄荷 150 克，鸡蛋 50 克，花生油、盐、淀粉、酥炸粉各适量。

做　法

1. 薄荷叶洗净，控干水分。
2. 将淀粉、酥炸粉及适量盐放入碗中，少量多次加水搅拌成面糊，磕入鸡蛋液，搅拌成稀糊状。将薄荷叶倒入稀面糊中充分搅拌。
3. 锅中加入花生油，小火加热，将裹上面糊的薄荷叶一片片放入油锅中，油温以叶片放入后周围起小泡的状态为宜。
4. 小火炸至叶片两面金黄，即可捞出。也可再次烧油，复炸 5 秒左右，口感更酥脆。

功效 解表利咽，疏肝行气。

小贴士

脾胃虚寒者禁用。

槐花芝麻饼 （2 ~ 3 人量）

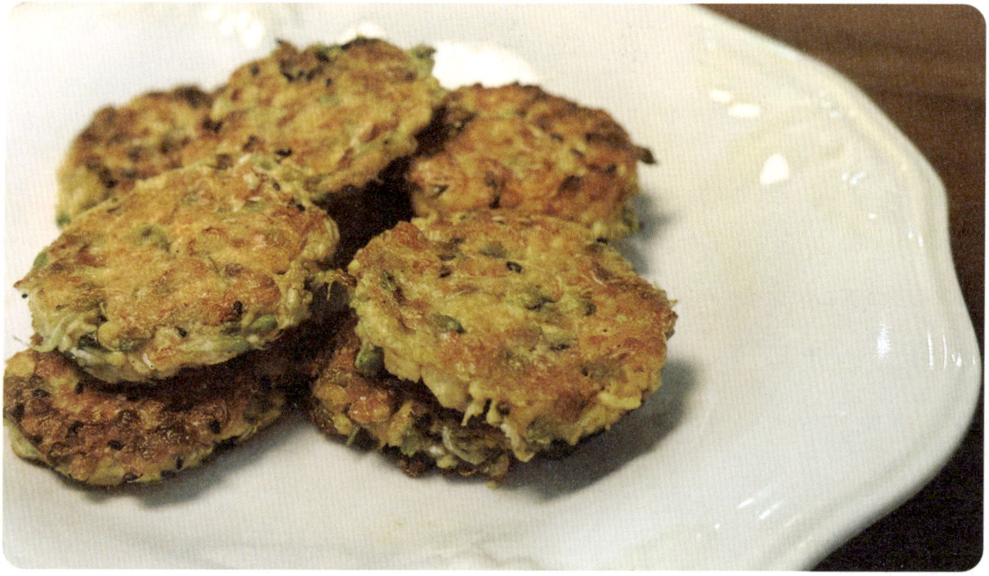

用　料

鲜槐花 200 克，黑芝麻 20 克，生姜末 10 克，嫩豆腐 100 克，淀粉 30 克，食用油、食盐、味精各适量。

做　法

1. 将槐花洗净，沥干水分，加少量食盐、味精拌匀稍腌。
2. 豆腐切成末放在槐花中，加生姜末、黑芝麻、淀粉拌匀，按压成直径为 3 厘米左右的小圆饼。
3. 平底锅放少许食用油烧至六成热，放入圆饼，用中小火煎至两面金黄色即成。

功效 清热疏风，滋补肝肾。

小贴士

脾胃虚寒者少食。

立夏☼清心安神

立夏是二十四节气中的第七个节气。每年的公历5月6日前后，太阳到达黄经45度时就迎来了立夏。立夏为夏令之始，标志着春夏季节转换的开始。

膳食原则

立夏之后，气温进一步攀升，天气逐渐炎热，再加之人体的阳气外胜于表，人常容易感觉心烦、燥闷、眠差。饮食应以清淡为主，宜多食用清心安神之品。

立夏后，阳气上升，心气渐旺，在饮食方面，宜食苦泻火而勿过，清凉而不损胃气。《千金食治》载“夏七十二日，省苦增辛，以养肺气”，指出夏季的饮食原则，夏令宜食苦，但不要过食苦味，宜适当增加辛味食物，以免过食苦寒之物而伤及脾胃。因此，日常饮食中除了清心安神，还要注意顾护脾胃、养护肺气。

食材推荐

药食同源食材

金银花、荷叶、桑叶、薄荷、酸枣仁、莲子、百合、茯苓、山药、芡实等。

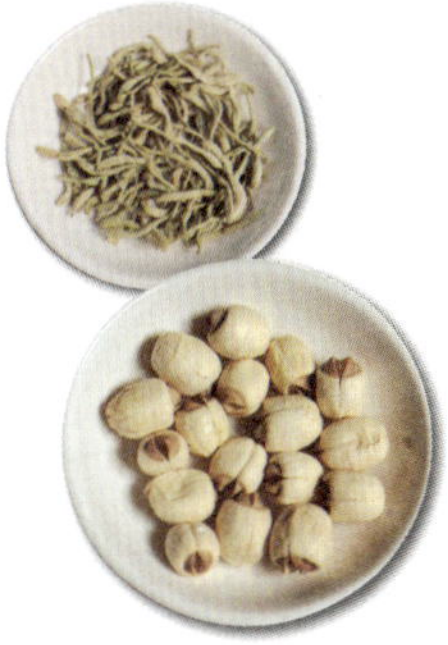

日常食材

小米、小白菜、油菜、冬瓜、苦瓜、西红柿、杏、甜瓜、鸡肉、带鱼等。

药膳推荐

茯苓馒头 （多人量）

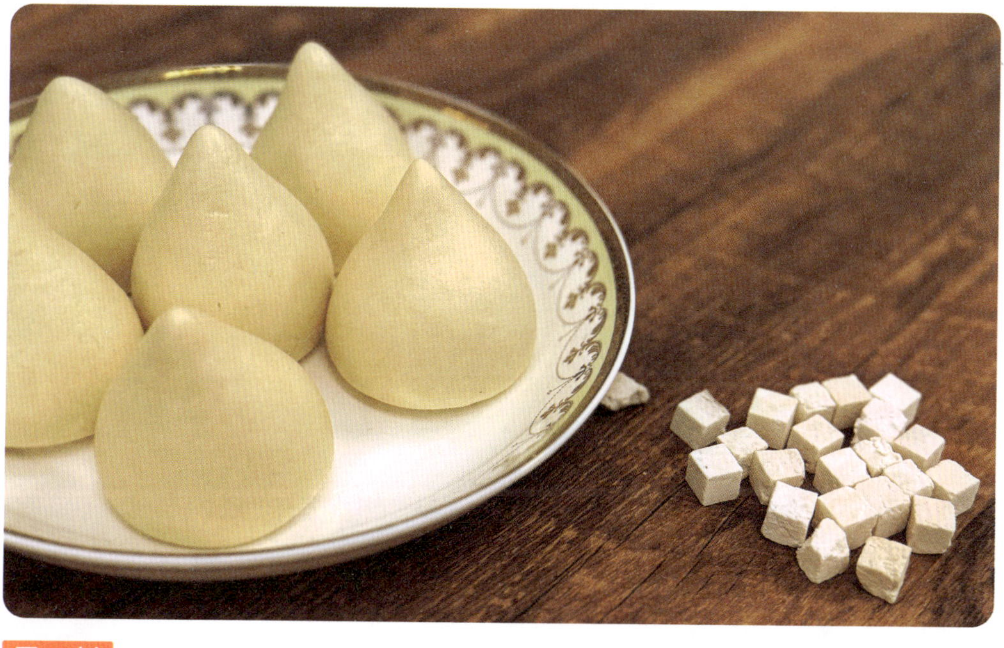

用　料

茯苓粉 30 克，山药 80 克，白糖 15 克，面粉 500 克，酵母 3 克，牛奶 100 毫升。

做　法

1.将 100 毫升牛奶和 100 毫升水加入面粉中，将白糖和酵母用适量水稀释搅拌均匀，加入面粉中，再加入茯苓粉。

2.山药蒸熟、去皮，捣成泥，加入面粉中。

3.将所有材料搅拌均匀，和成光滑柔软的面团。

4.将面团分成每个 35 克左右的剂子，揉搓成馒头状后，醒发 20 分钟，上锅用大火蒸 20 分钟即可。

功效 利水祛湿，健脾养心。

银花浸冬瓜 （约 3 人量）

用 料

金银花 3 克，枸杞子 5 克，瘦猪肉 100 克，冬瓜 600 克，生姜、食盐各适量。

做 法

1.冬瓜洗净，纵向切薄片，用食盐腌制半小时，再冲洗干净。

2.猪肉切片，焯水备用。生姜切片备用。

3.锅内加水煮沸，放入肉片、生姜，大火烧开转小火煲 20 分钟后，将金银花、冬瓜片、枸杞子放入汤内煮熟，熄火，调味即可。

功效 清热明目，健脾利水。

小贴士

本品性质微寒，不宜过多食用。

小满 ☼ 清火泻热

小满是二十四节气中的第八个节气。每年的公历 5 月 21 日前后，太阳到达黄经 60 度时就迎来了小满。小满标志着夏收作物籽粒开始灌浆饱满，但尚未成熟。

膳食原则

小满之后，气温进一步升高，此时节人体阳气渐旺。除此之外，小满之后，降雨开始增多，气候潮湿闷热，热与湿交织，在这种天气下，人体容易出现胸闷、心悸、精神萎靡、嗜睡、身体乏力等症状。因此，在此时节，饮食上除了适当食用清火泻热之品，还要适当选用健脾化湿之品。

食材推荐

药食同源食材

金银花、蒲公英、马齿苋、白茅根、茯苓、乌梅、薏米、赤小豆等。

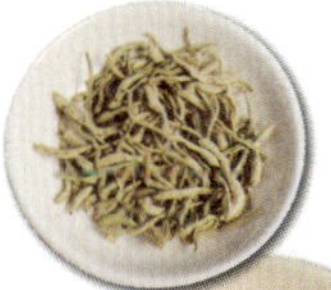

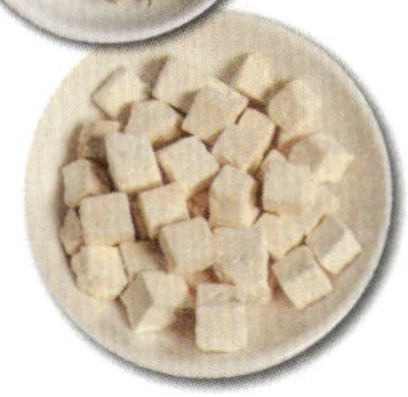

日常食材

大麦、生菜、油麦菜、黄瓜、西红柿、桃、鸭肉、鲫鱼等。

药膳推荐

凉拌蒲公英 （约 2 人量）

用　料

鲜蒲公英 500 克，大蒜、酱油、香油、香醋、白糖各适量。

做　法

1. 蒲公英洗净，入锅中焯水，放凉，挤干水分后切段。
2. 大蒜切末，用蒜末、酱油、香醋、香油、白糖调汁，与蒲公英拌匀，装盘食用。

功效 清热泻火。

小贴士

阳虚体质、脾胃虚寒、月经期人群均不宜食用。体内有热者更宜食用。

茯苓煨猪肚（约 2 人量）

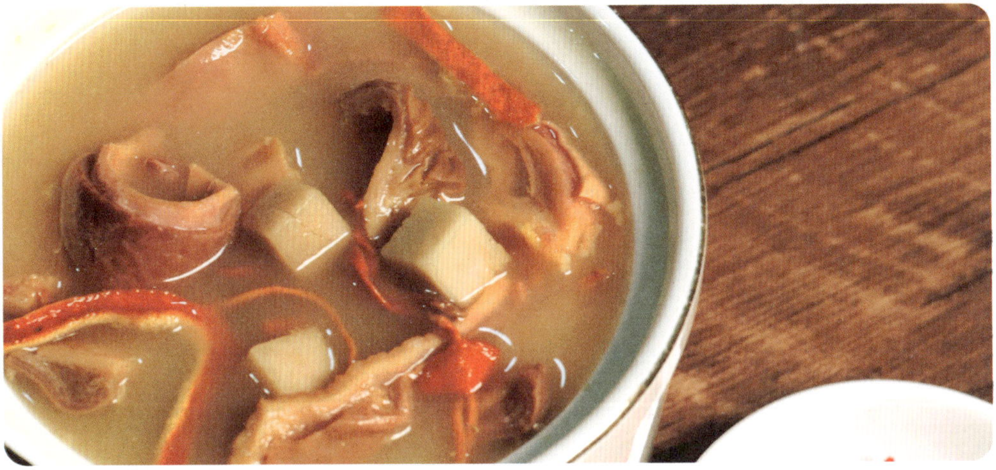

用 料

茯苓 8 克，橘皮 5 克，枸杞子 6 克，猪肚 250 克，八角、葱、姜、盐、酱油、料酒各适量。

做 法

1. 将猪肚洗净、切块后放入锅内，加适量清水，焯水后将猪肚捞出备用。
2. 另起砂锅，加入清水、料酒、猪肚及八角、葱、姜，小火煲半小时。
3. 放入茯苓、枸杞子、橘皮，加适量酱油，继续煲半小时左右，加入适量盐调味即可。

功效 益气开胃，健脾祛湿。

芒种☼清心除烦

芒种是二十四节气中的第九个节气。每年的公历 6 月 6 日前后，太阳到达黄经 75 度时就迎来了芒种。此时节意味着冬春作物可以收割，夏秋作物可以栽种了。

膳食原则

芒种时节，气温升高，空气中湿度增加，体内汗液无法通畅地发散出来，即热蒸湿动。湿热弥漫空气，湿热困脾，使人感到食欲下降、胸闷腹胀、头重身困、四肢困倦、萎靡不振，甚至容易出现疲劳、呕吐、腹泻等各种不适症状。夏属火，与心相应，“苦能泻火”，因此在此节气可适当食用苦味以及清心除烦之品。

天气炎热，如果过食生冷容易伤及脾胃，因此还应加入适量健脾益气之品。

食材推荐

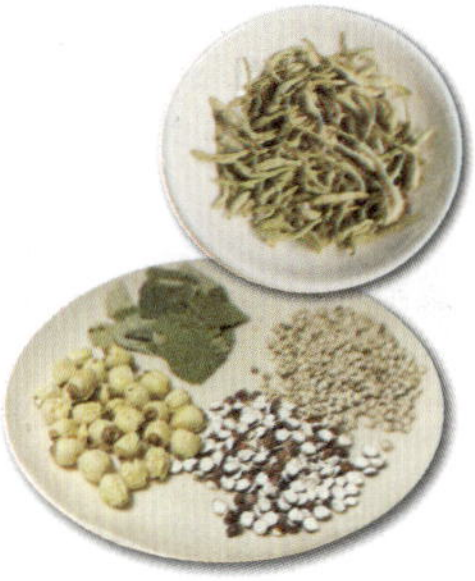

药食同源食材

金银花、桑叶、荷叶、薄荷、蒲公英、莲子、芡实、薏米、昆布、砂仁、甘草等。

日常食材

荞麦、苦瓜、海带、生菜、黄瓜、冬瓜、茄子、西红柿、西瓜、鸭肉、蛤蜊、鲫鱼等。

药膳推荐

莲子芡实荷叶粥 （约 2 人量）

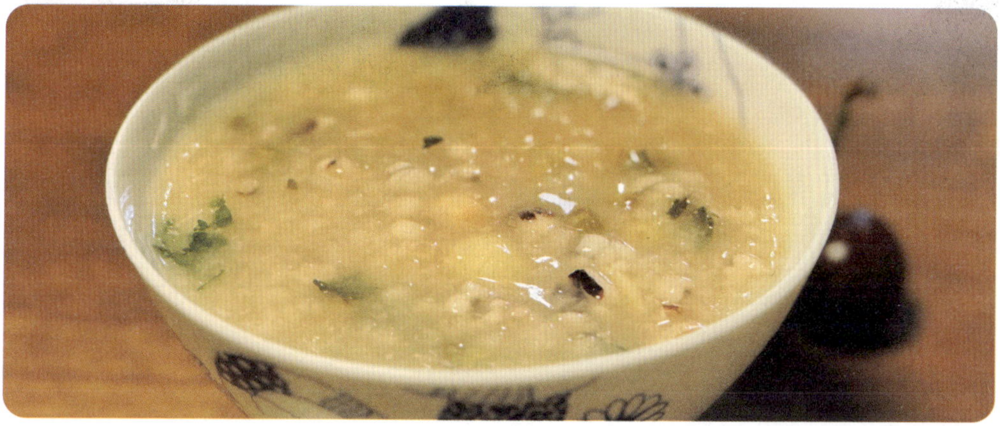

用　料

莲子肉 15 克，芡实 15 克，薏米 15 克，绿豆 15 克，鲜荷叶 8 克或干荷叶 5 克，粳米 150 克。

做　法

1. 荷叶切丝备用。

2. 将莲子肉、芡实、薏米、绿豆、粳米洗净后一同入锅，加入适量水，大火煮沸后转小火煮至黏稠。

3. 粥将成时将荷叶投入，略煮片刻，出锅即成。

功效 健脾益肾，养心安神。

肉酿苦瓜 （约 2 人量）

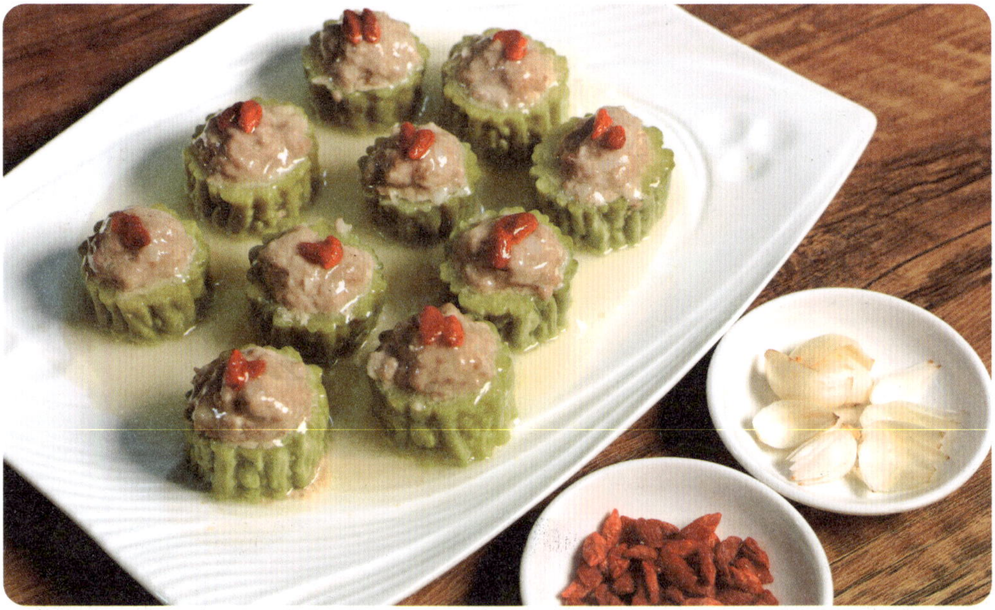

用　料

枸杞子 6 克，鲜百合 20 克，猪肉 200 克，苦瓜 500 克，鸡蛋液 80 克，姜、小葱、食盐、料酒、生抽、香油、淀粉、五香粉、胡椒粉、鸡精、花生油各适量。

做　法

1. 将苦瓜洗净，切成 2 厘米宽的段，掏出里面的瓤；鲜百合洗净、切末。

2.猪肉剁成馅，加入料酒、生抽、五香粉、盐、鸡精、胡椒粉、鸡蛋液、香油、葱末、姜末、鲜百合末，朝同一个方向搅拌肉馅。

3.将肉馅填入苦瓜圈中，肉馅上放枸杞子，入蒸锅，大火蒸 10 ~ 15 分钟，取出装盘。然后在炒锅中放少量花生油，加入水淀粉勾芡，淋在苦瓜圈上即可。

功效 清热降火，清肝明目。

小贴士

脾胃虚寒者不宜多吃。

夏至☼清热祛湿

夏至是二十四节气中的第十个节气。每年的公历 6 月 21 日或 22 日，太阳运行至黄经 90 度时即为夏至。夏至时太阳几乎直射北回归线，北半球各地的白昼时间达到峰值，对于北回归线及其以北的地区来说，夏至日是一年中正午太阳高度最高的一天。

膳食原则

夏至节气后，气温继续上升，降雨增多，容易引发人体出现头晕、疲倦乏力、不欲饮食等情况，人体在夏季的这种反应即中医所称的“疰夏”（民间俗称为“苦夏”）。因此，夏至之后，饮食仍要以清热祛湿、消食和胃为主。

夏至是阳气最旺的时节，要顺应阳盛于外的特点，注意保护阳气。夏季炎热，人的消化功能偏弱，饮食除了要以清泄暑热、增进食欲为目的外，还要注意避免食物过咸、过甜，饮食宜清淡，不宜肥甘厚味，以免化热生风。

食材推荐

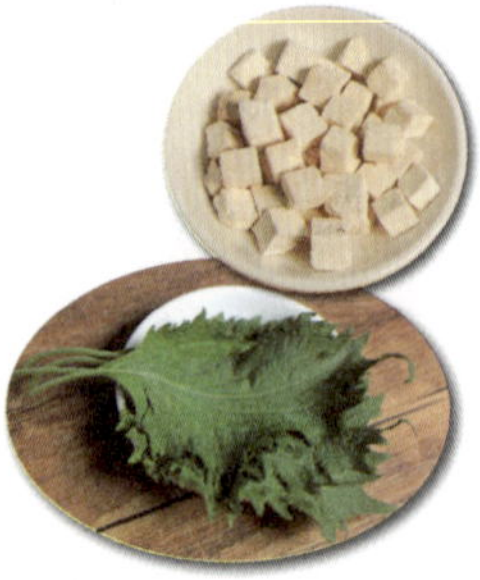

药食同源食材

薄荷、蒲公英、金银花、淡竹叶、赤小豆、砂仁、茯苓、木瓜、生姜、紫苏叶等。

日常食材

粳米、绿豆、丝瓜、苦瓜、黄瓜、香菇、西瓜、桃、鹅肉、鸡肉、鲫鱼等。

药膳推荐

解暑凉茶 （多人量）

用　料

淡竹叶 3 克，白茅根 5 克，夏枯草 5 克，玉米须 30 克，荸荠 20 克，麦芽糖适量。

做　法

1. 将所有食材洗净，放入电热壶中。
2. 加水 800 毫升左右，大火煮开后转小火煮 3 ～ 5 分钟，放凉后加入适量麦芽糖即可饮用。

功效 清心除烦，生津止渴。

小贴士

湿热体质者尤其适宜饮用。

淡竹叶砂仁猪心汤 （约 2 人量）

用　料

淡竹叶 6 克，砂仁 3 克，莲子 20 克，大枣 6 克，猪心 200 克，姜、盐、香油各适量。

做　法

1. 猪心切片，放入锅内，焯水去腥味，捞出备用。莲子洗净，浸泡半小时备用。

2. 先将莲子放入砂锅内，加水煮半小时左右，再将焯好水的猪心和姜片放入砂锅内，加入砂仁、大枣、淡竹叶，大火炖 15 分钟，加入适量盐及少许香油调味即可。

功效 清热祛湿，宁心安神。

小暑 ☼ 化湿降浊

小暑是二十四节气中的第十一个节气。每年的公历 7 月 7 日前后，太阳到达黄经 105 度时即为小暑。小暑标志着天气逐渐开始炎热。

膳食原则

小暑之后，暑意渐浓，雨水明显增多。暑湿之邪侵犯人体，易影响脾胃功能。在饮食上除了清热解暑外，更要加大健脾、醒脾、化湿之品的食用量。此类食材可以化湿降浊、醒脾开胃，适宜这个节气食用，以增进食欲。

另外，小暑时节，随着自然界阳气的旺盛，人体阳气浮盛于外，里阳相对不足，加之夏日饮食相对寒凉，会损伤脾胃。因此，暑热之季也要注意保护人体的阳气，在饮食上可适当食用温热之品。在民间也有“冬吃萝卜，夏吃姜”以及“吃伏羊”的习惯。

食材推荐

药食同源食材

淡竹叶、荷叶、莲子、薏米、芡实、藿香、香薷、砂仁、生姜、山药等。

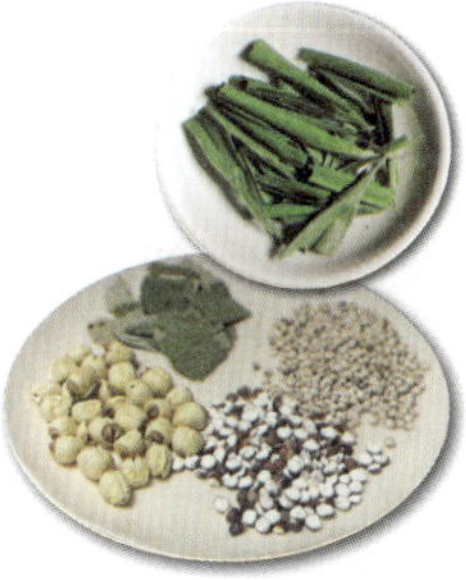

日常食材

粳米、玉米、绿豆、苦瓜、黄瓜、冬瓜、莲藕、西红柿、茄子、西瓜、葡萄、蜂蜜、猪心、鸭肉、鲤鱼等。

药膳推荐

鸡头米小炒 （约 2 人量）

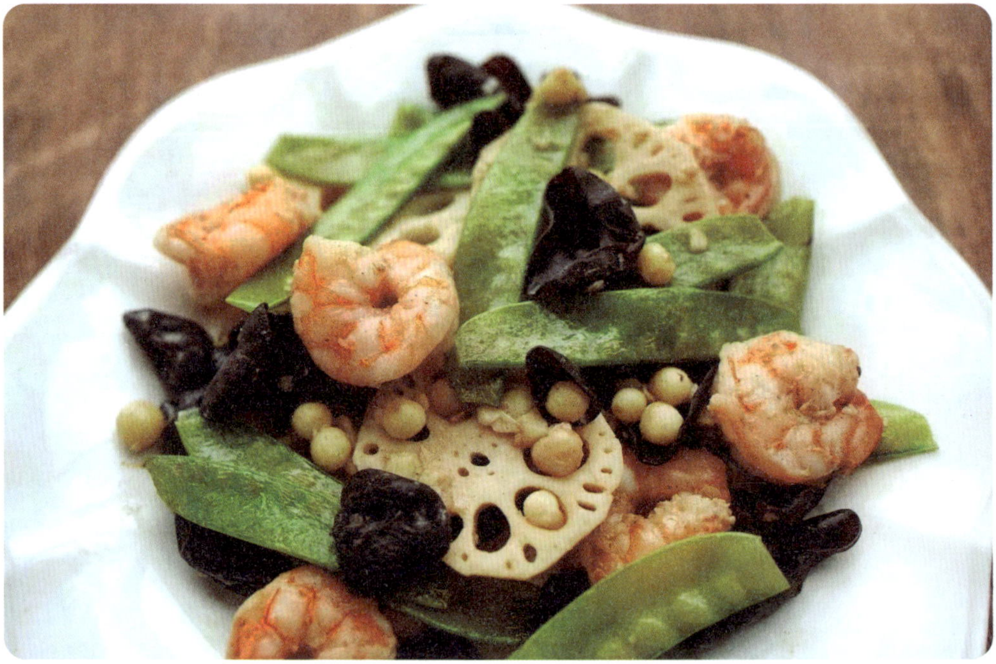

用　料

鲜鸡头米（芡实）100 克，荷兰豆 150 克，莲藕 100 克，虾仁 100 克，木耳 30 克，葱、盐、食用油各适量。

做　法

1. 鸡头米洗净，煮 15 ～ 20 分钟备用。
2. 锅内放入少量食用油，放入葱爆香，加入虾仁翻炒 1 分钟，再加入其他食材翻炒 2 ～ 3 分钟，加适量盐翻炒均匀，即可出锅。

功效 健脾祛湿，清热解暑。

西瓜翠衣饮（约 2 人量）

用 料

干荷叶 10 克（或鲜荷叶 20 克），鲜金银花 3 克，西瓜翠衣（即西瓜皮去掉红瓤的部分）100 克，冰糖适量。

做 法

1. 西瓜翠衣切丁。
2. 将荷叶、金银花、西瓜翠衣与适量冰糖一同加水煮 5 ~ 10 分钟，关火放凉，即可食用。

功效 清热利尿，生津止渴。

小贴士

此饮品性质偏凉，脾胃虚寒者少用。

大暑 ☼ 清热解暑

大暑是二十四节气中的第十二个节气。每年的公历 7 月 23 日前后，太阳到达黄经 120 度时是大暑节气。大暑表示天气炎热至极。

膳食原则

此节气之后，北方大部分地区进入一年中最热的时间，天暑下迫，地湿上蒸，暑热难耐。人体大量汗出，津液消耗较大，因此清热解暑、益气生津是此时节最重要的膳食原则。

暑多夹湿，人体若感受暑湿之邪，不仅头身困重、胸闷、乏力，还会出现食欲不振、脘腹胀满等不适，饮食上宜食用健脾祛湿之品。

大暑时节虽然阳气非常旺盛，但人体的阳气处于外泄的状态，即盛于外而虚于内，饮食上要注意适当添加温阳之品。

食材推荐

药食同源食材

白茅根、芦根、铁皮石斛、荷叶、薏米、赤小豆、乌梅、香薷、藿香、生姜、紫苏叶等。

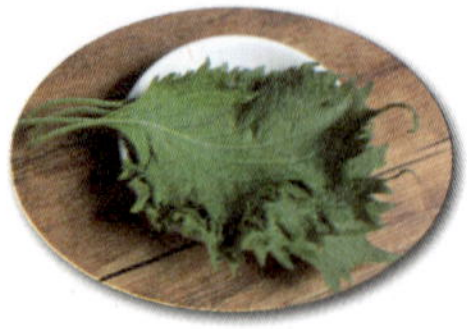

日常食材

玉米、绿豆、小米、冬瓜、茄子、黄瓜、苦瓜、丝瓜、西瓜、葡萄、鸭肉、鲢鱼、鲫鱼等。

药膳推荐

消暑酸梅汤 （多人量）

用　料

乌梅 15 克、炙甘草 6 克、焦山楂 10 克、生山楂 10 克、陈皮 10 克、黑枣或红枣 20 克、干桂花 3 克、冰糖适量。

做　法

1.将乌梅、炙甘草、焦山楂、生山楂、陈皮、红枣（或黑枣）、适量冰糖放入养生壶中，加入适量清水，煮 20 ～ 30 分钟。

2.撒入干桂花，放凉即可饮用。

功效 解暑，生津。

小贴士

暑热时节食欲不振者尤为适宜。

姜苏里脊丝 （2 ～ 3 人量）

用　料

嫩姜 30 克，鲜紫苏叶 8 克，里脊肉 250 克，鸡蛋 1 个，食盐、胡椒粉、淀粉、食用油各适量。

做　法

1.将嫩姜及紫苏叶切成细丝备用。

2. 将里脊肉切细丝，用盐、胡椒粉、鸡蛋清腌渍入味，加入淀粉混匀。

3. 锅中烧开水，加入里脊丝，煮熟后将里脊丝捞出。

4. 锅内加适量食用油，油热后放入姜丝，煸香后放入适量水，待水烧开后，放入肉丝滑散，再放入鲜紫苏叶，加入少许盐、胡椒粉等调味，翻炒均匀，出锅装盘。

功效 解表散寒，温中健脾。

立秋 清热除烦

立秋是二十四节气中的第十三个节气。每年的公历 8 月 8 日前后，太阳到达黄经 135 度时为立秋。立秋意味着气温开始逐渐下降，秋天要到来了。

膳食原则

此时节夏秋交替，暑气未消，天气依然比较炎热，仍可适当使用些清热除烦之品。立秋之后，雨水逐渐减少，天气变得干燥，人体易出现咽干、咽痒等不适。秋燥可分为温燥和凉燥，而初秋时节一般多为温燥，因此宜选用清热生津润燥之品。

此外，即将进入凉爽怡人的秋季，民间有“立秋到，贴秋膘”的习俗。人体经过了炎热夏季的消耗，应该适当补益，但此时天气依旧比较炎热，因此初秋进补应首选性味平和、强健脾胃之品，并循序渐进。

食材推荐

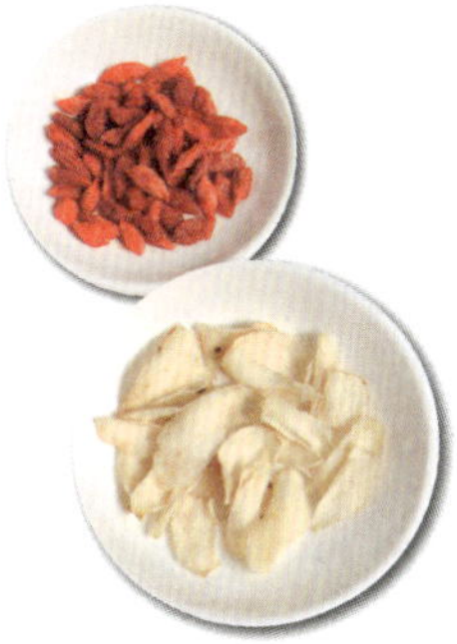

药食同源食材

桑叶、薄荷、金银花、蜂蜜、百合、乌梅、桔梗、山药、甘草、枸杞子等。

日常食材

黄豆、卷心菜、莲藕、芸豆、丝瓜、桃、甘蔗、猪肉、鸭肉、鲫鱼等。

药膳推荐

益寿窝头 （多人量）

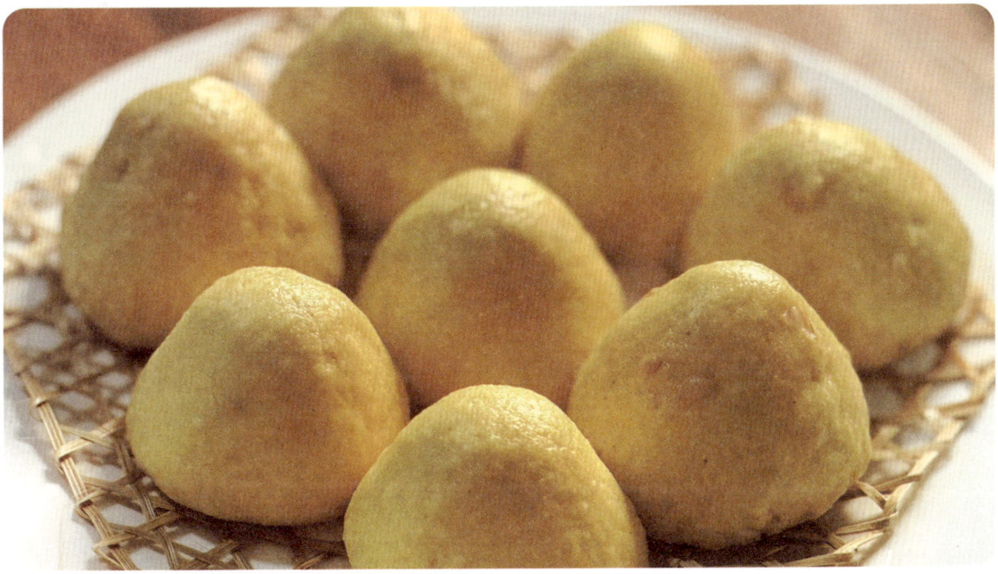

用　料

茯苓 10 克，薏米 10 克，山药 10 克，芡实 10 克，小米 250 克，黄豆 50 克，黑豆 50 克，玉米面 150 克，面粉 50 克，泡打粉 5 克，酵母 5 克。

做　法

1.将茯苓、薏米、山药、芡实、小米、黄豆、黑豆分别磨成细粉，将细粉混合均匀后，加入玉米面、面粉和泡打粉，再将酵母用适量水化开后加入混合面粉中，加入适量水揉成面团，揉搓成窝头状，醒发 20 分钟左右。

2. 将揉好的窝头放入蒸锅内，大火将水烧开后，转小火再蒸 20 分钟左右即可。

功效 补气健脾，和胃，祛湿。

菊花胖桑茶 （约 1 人量）

用料

菊花 2 克，胖大海 3 克，桑叶 2 克，甘草 1 克，冰糖适量。

做法

1. 菊花、胖大海、桑叶、甘草等洗净备用。
2. 将以上药材放入杯中，加入沸水闷泡 10 分钟左右即可饮用，可依据个人口味加入适量冰糖。

功效 清热，利咽，生津。

处暑 · 生津润燥

处暑是二十四节气中的第十四个节气。交节时间点在每年的公历 8 月 23 日前后，太阳到达黄经 150 度之时。处暑之后，北方大部分地区气温由炎热逐渐向凉爽过渡。

膳食原则

《月令七十二候集解》中曰：“处，止也。暑气至此而止矣。”处暑的来临意味着暑气渐退，秋意渐起。处暑之后降雨减少，空气相对干燥，秋季肺气当令，喜润恶燥，这个时候人体容易出现皮肤及口唇的干燥，饮食上宜少食辛辣之味，多食生津润燥之品。进入秋季，应适当补益，但处暑时节天气依旧比较炎热，宜“平补”，选性味平和之物，以健脾益气的温润之品为主。

食材推荐

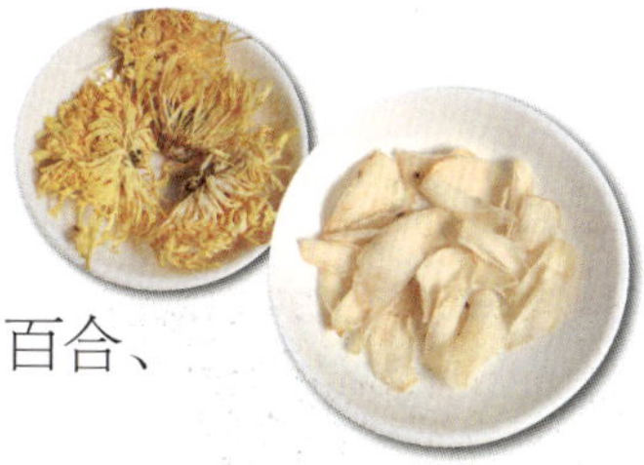

药食同源食材

桑叶、菊花、金银花、罗汉果、胖大海、玉竹、百合、山药、枸杞子、莲子、黑芝麻等。

日常食材

黄豆、芹菜、莲藕、茄子、红薯、葡萄、苹果、鸭肉、猪肺、带鱼等。

药膳推荐

秋梨膏 （多人量）

用　料

百合 15 克，罗汉果 15 克，生姜 9 克，大枣 9 克，莱阳梨 1500 克，蜂蜜适量。

做　法

1. 梨洗净去皮，去核切块，放入榨汁机打成汁。
2. 姜切丝，大枣去核切片，和百合一起放入榨汁机内打成泥。
3. 将打好的泥放入锅内，再把罗汉果掰成小块放入锅内，将梨汁倒入锅内，大火煮开转小火煮半小时，中途需不时搅拌。稍放凉后用过滤网滤出汁液。
4. 滤出的汁液用大火烧开后转小火熬煮，熬到汤汁冒泡时需不停搅拌，待汤汁浓稠即可关火。把熬好的膏倒入碗中，待梨膏冷却后调入适量蜂蜜，搅拌均匀即可。

功效 润肺止咳。

小贴士

蜂蜜富含酶及其他生物活性成分，因此冲泡温度不宜过高（50℃以下为宜），应先将熬好的秋梨膏冷却后再调入蜂蜜，以保证不破坏其功效。

处暑百合鸭（2 ~ 3 人量）

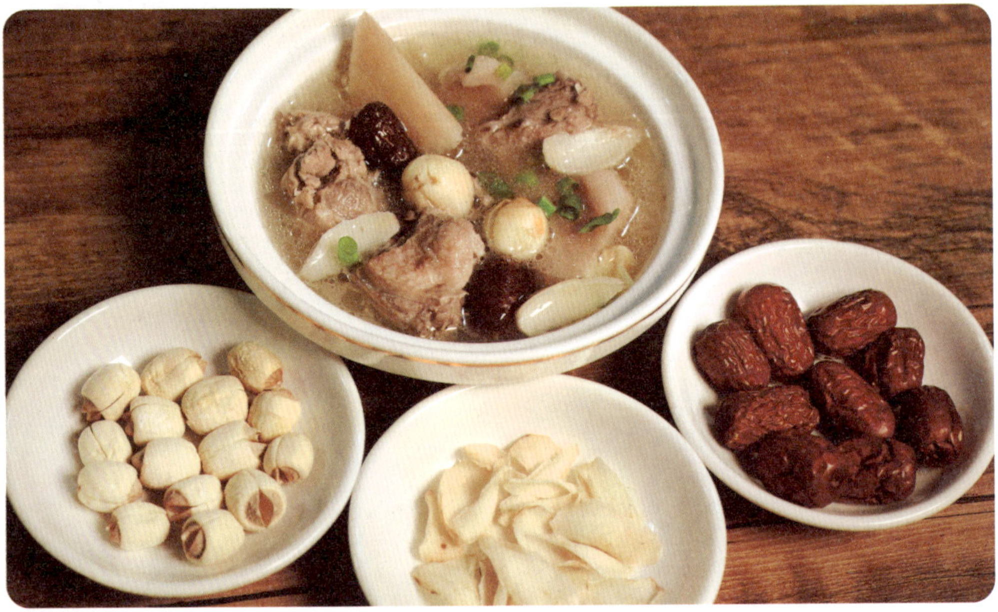

用　料

百合 10 克，莲子 20 克，红枣 20 克，鸭肉 500 克，莲藕 300 克，姜、葱、胡椒粉、盐各适量。

做　法

1. 将鸭肉洗净，切块，冷水下锅焯水后捞出备用。
2. 莲藕去皮切块；莲子、百合分别洗净，用水泡好备用。
3. 在砂锅内放入焯好的鸭肉，以及莲子、百合、红枣、姜片、葱段，加水没过食材，大火烧开之后转小火煮 30 分钟，然后加入莲藕继续炖煮 15 分钟左右，放适量盐及胡椒粉调味即可。

功效 清肺润燥，宁心除烦。

白露 清肺润燥

白露是二十四节气中的第十五个节气。每年的公历9月8日前后，太阳达黄经165度时就迎来了白露。白露之后，北方大部分地区基本结束了暑天的闷热，天气转凉，寒生露凝。

膳食原则

白露过后，天气逐渐转凉，但燥气渐盛。燥易伤肺，侵袭人体肺及肺所主之皮毛、鼻窍等，出现发热、咽干、咳嗽、皮肤干燥等不适，日常饮食可选用清肺润燥之品，以酸甘化阴食材为主。白露时节，天地阳气开始内收，万物敛藏，人体也顺应节气变化，奉行养收之道。秋冬养阴，饮食多选取甘润滋养之品。白露是昼夜温差最大的一个节气，此时应注意保暖，避免秋寒，饮食可适当加入疏风散寒之品，同时加强对脾胃的顾护，避免寒凉的食物（如瓜类），饮食以温中健脾类食材为宜。

食材推荐

药食同源食材

桑叶、山楂、玉竹、百合、黄精、桔梗、沙棘、莲子、甘草、山药等。

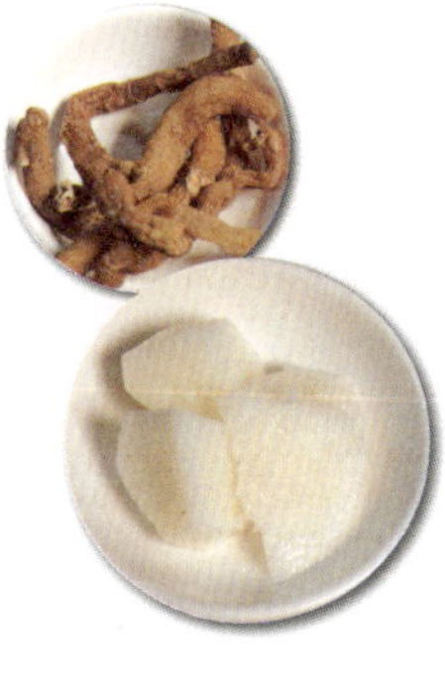

日常食材

糯米、莲藕、香菇、茄子、芋头、银耳、葡萄、橘子、苹果、鸡肉、猪肺、鲤鱼等。

药膳推荐

山楂甘草马蹄饮 （约 1 人量）

用　料

山楂（干品）8 克，炙甘草 3 克，马蹄 100 克，蜂蜜适量。

做　法

1. 山楂、炙甘草洗净；马蹄洗净，去皮，切块。
2. 将所有食材一并放入锅中，加入 600 毫升左右的水，小火煎煮 10 分钟，或倒入保温瓶中沸水冲泡 20 分钟后倒出。
3. 凉至 40℃左右后，加入蜂蜜调味，即可饮用。

功效 滋阴润燥，健脾消食。

白果乳鸽汤 （约 2 人量）

用　料

白果 6 克，乳鸽 1 只（约 300 克），姜、食盐、酱油各适量。

做　法

1. 乳鸽清洗干净，放入沸水中除尽血水。
2. 白果去皮，漂洗，煮透后取出备用。
3. 乳鸽和姜入沸水锅中，大火烧开，除尽浮沫再转至小火，保持水面微沸，待鸽子七成熟时下白果。继续用小火炖至鸽肉软烂离骨、白果软烂时，放入盐、酱油调味即可。

功效 滋阴润燥，补益气血。

小贴士

白果有小毒，食用时须除去内外两层皮及芽芯以减小毒性，同时一定要煮熟或者炒熟后方能食用。

秋分 滋阴润燥

秋分是二十四节气中的第十六个节气。每年的公历9月23日前后，太阳到达黄经180度即为秋分。这一天，阳光直射赤道，昼夜等长，全球无极昼、极夜现象。

膳食原则

秋分之后，“秋燥”更加明显，燥邪侵犯人体，易袭肺脏，耗伤人体津液。《素问·阴阳应象大论》中曰：“燥胜则干。”故人体易出现口唇、鼻咽及皮肤的干燥，甚至口渴喜饮、干咳少痰、痰黏难以咯出。饮食当以滋阴润燥、生津止渴、润肺止咳之品为主。

随着自然界阳气减弱，阴气渐盛，人体气机进一步由疏泄趋于闭藏，有时会出现困倦、疲劳等“秋乏”现象。在饮食上可以进行适当补益，但此时仍应以“平补”为主，不可过食辛温滋补之品。

食材推荐

药食同源食材

百合、蜂蜜、桔梗、玉竹、乌梅、大枣、甘草、山药、黑芝麻等。

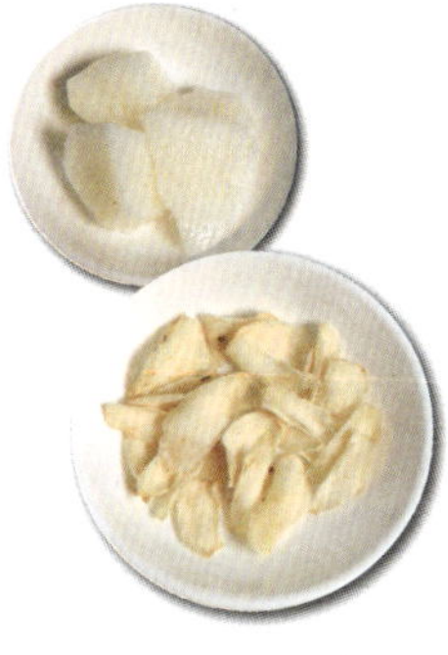

日常食材

粳米、香菇、土豆、胡萝卜、小白菜、水萝卜、石榴、橘子、梨、鸡肉、牛肉、猪肚等。

药膳推荐

山楂炖牛肉 （2～3人量）

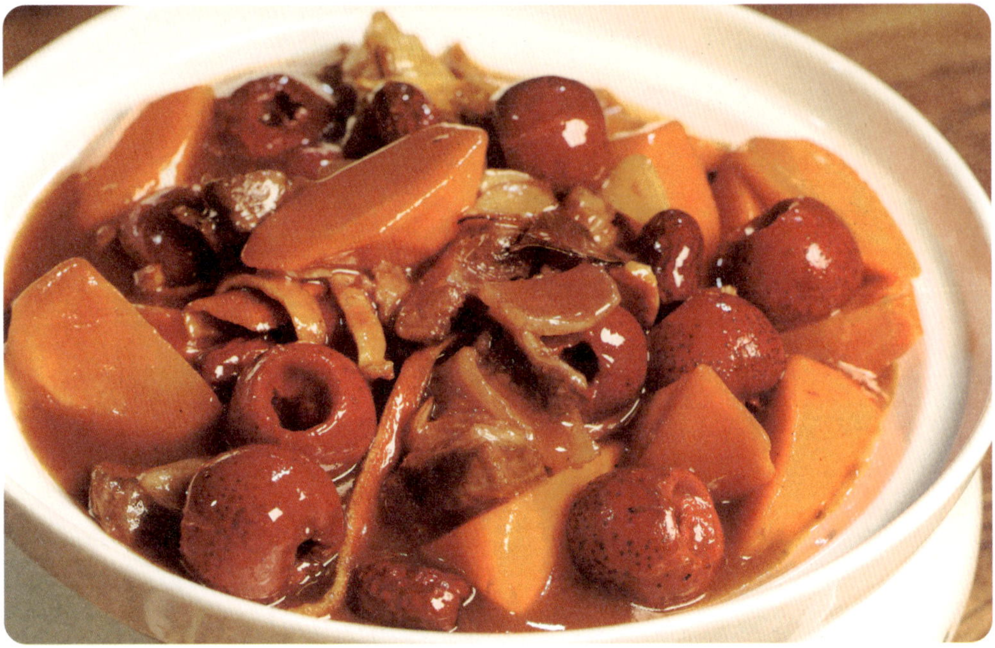

用 料

鲜山楂（去核）50克，大枣10克，橘皮5克，牛肉400克，胡萝卜200克，绍酒、淀粉、蚝油、酱油、冰糖、蒜、姜、食盐、食用油各适量。

做 法

1. 大枣洗净，去核；胡萝卜洗净，切块；姜拍松；蒜切片。
2. 牛肉洗净，剁成块，焯水，加入姜、盐和绍酒，用高压锅煮熟，备用。
3. 锅中倒入少许食用油，油热后放入蒜片煸炒，放入胡萝卜、蚝油、酱油继续翻炒，加入煮好的牛肉，再加入适量清水。
4. 煮沸后，向锅中加入橘皮、大枣、山楂，再加入适量冰糖，继续煮20分钟左右。
5. 加入适量水淀粉，大火收汁，加入少许盐调味即可。

功效 开胃健脾，补益气血。

莲子百合鸡糜粥 （约 2 人量）

用　料

莲子（干品）10 克，百合 10 克，海米 30 克，鸡脯肉 50 克，大米 100 克，葱花、姜丝、生抽、花生油、料酒、胡椒粉、食盐、香油各适量。

做　法

1. 将鸡脯肉剁细成鸡肉糜，加生抽、花生油、料酒、胡椒粉、姜丝拌匀，腌好备用。干莲子提前煮 30 分钟，备用。
2. 煮一锅白粥，煲粥时放海米，待粥快成时加入百合、莲子继续煮 10 分钟，再放入鸡肉糜搅拌均匀，煮 10 分钟。
3. 起锅加适量盐、香油，撒上葱花即可。

功效 滋阴润燥，止咳平喘。

寒露 · 温润生津

寒露是二十四节气中的第十七个节气。每年的公历 10 月 8 日前后，太阳到达黄经 195 度时即为寒露。寒露的到来，标志着气候开始从凉爽向寒冷过渡。

膳食原则

寒露时节，秋燥之气越发明显，燥邪最易损伤人体津液。但与初秋之温燥不同，此时为凉燥。寒凉之气与燥相合，容易引发怕冷、咽干、鼻塞、打喷嚏等不适。饮食上应多食温润生津之品。

寒露之后，天气之气随“秋收”之气内敛，人体阳气随之进一步内收潜藏。若人体阳气不能收藏，又加之自然界燥气的持续影响，除了咳嗽、胸闷等，还可能会出现烦躁、易怒、失眠等不适。因此，此时节饮食上宜多食用具有收敛性质的食物，以达到滋阴潜阳之效。

食材推荐

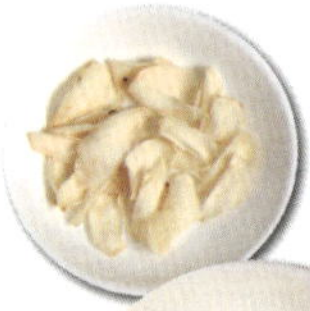

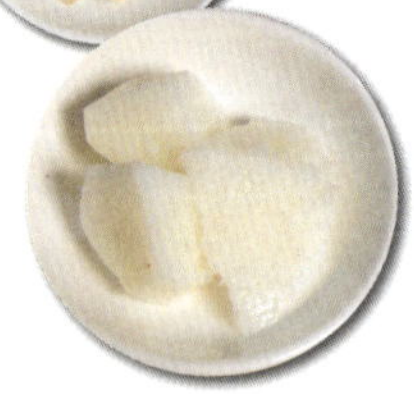

药食同源食材

乌梅、酸枣仁、白果、百合、牡蛎、蜂蜜、玉竹、山药、桑葚、覆盆子、黄精等。

日常食材

玉米、胡萝卜、萝卜、白菜、红薯、花生、苹果、梨、鸡肉、牛肉等。

药膳推荐

玉竹甲鱼煲 （3 ~ 4 人量）

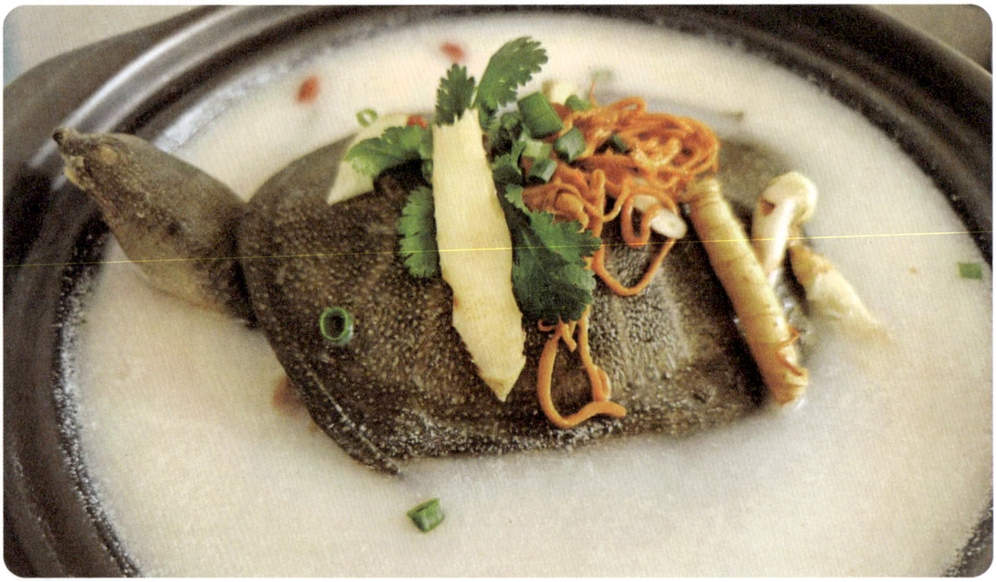

用　料

鲜玉竹 50 克，大枣 10 克，枸杞子 10 克，甲鱼 1 只（约 750 克），蛹虫草 5 克，姜、盐、味精、高汤、香菜各适量。

做 法

1.甲鱼杀好，洗净，去内脏，斩块，焯水；玉竹洗净，切片，备用。

2.将鲜玉竹、大枣、姜、甲鱼下入砂锅中，加入高汤、味精，煮沸后转小火，继续煨 60 分钟。

3.文火炖至甲鱼软烂后，加入枸杞子、蛹虫草、香菜及适量盐即可。

功效 滋阴养血、补中益气。

小贴士

甲鱼偏寒，孕妇及脾胃功能虚弱者不宜食用。

豆腐山药猪血汤 （2 ~ 3 人量）

用 料

鲜山药 100 克，猪血 200 克，豆腐 200 克，香油少许，姜末、葱花、盐、鸡精各适量。

做 法

1.将猪血和豆腐切块；鲜山药去皮，洗净，切片。

2.锅中加入水、鲜山药、姜末和盐，待水开 5 分钟后再加入豆腐和猪血。

3.小火煮 20 分钟后，加入葱花、鸡精和少许香油，煮 3 分钟即可出锅。

功效 健脾补肾，益气养血。

霜降 · 滋阴潜阳

霜降是二十四节气中的第十八个节气。每年的公历 10 月 23 日或 24 日，太阳到达黄经 210 度时即为霜降。霜降表示天气逐渐变冷，开始降霜。

膳食原则

霜降是初霜出现的意思，这个节气是秋季到冬季的过渡，“秋燥”已逐渐减弱，天气渐入冬寒。寒为阴邪，易伤阳气，此时养护不慎易出现怕冷、鼻塞、咳嗽、腹痛、腹泻等不适。饮食上应选用一些解表散寒、温阳健脾之品。“气肃而霜降，阴始凝也”，此时节天地阳气逐渐转为内守，人体的阳气也随之收藏，此时节应多食用些滋阴潜阳之品，以顺应人体的气机变化。

民间有“补冬不如补霜降”的说法，但此时进补，调养脾胃是关键，为即将到来的冬季做好准备。可选用气味平和、健脾益胃的食材。但此时仍有些许凉燥，可适当食用一些滋阴润燥之品。

食材推荐

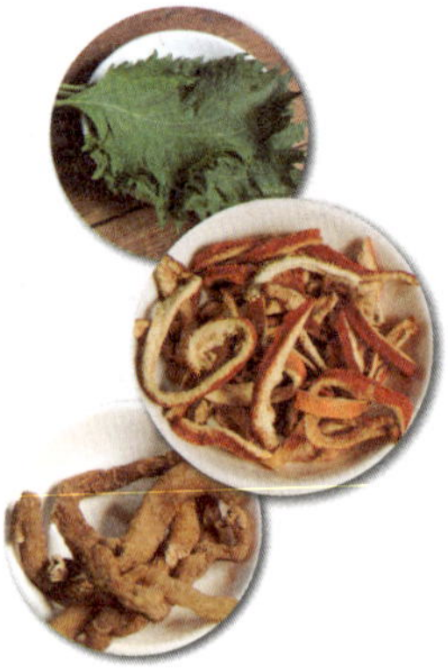

药食同源食材

紫苏叶、生姜、杏仁、橘皮、大枣、黄精、百合、玉竹、枸杞子、核桃仁、黑芝麻、桑葚、牡蛎等。

日常食材

玉米、黄豆、花生、菠菜、白萝卜、板栗、红薯、芋头、石榴、牛肉、鸡肉、猪蹄、带鱼等。

药膳推荐

生姜牡蛎焖萝卜（1～2人量）

用　料

生姜3克，干牡蛎肉20克，白萝卜500克，花生油、食盐、蚝油、胡椒各适量。

做　法

1.牡蛎肉泡发，洗净沥干；白萝卜去皮，切块备用。

2.锅中放油烧热，爆香生姜、蚝油，放入白萝卜、牡蛎肉，加适量水，大火烧开转小火焖制 50 分钟，再加入适量食盐、胡椒调味即可。

功效 健脾益气，补肾壮阳。

秋日滋补汤 （2 ~ 3 人量）

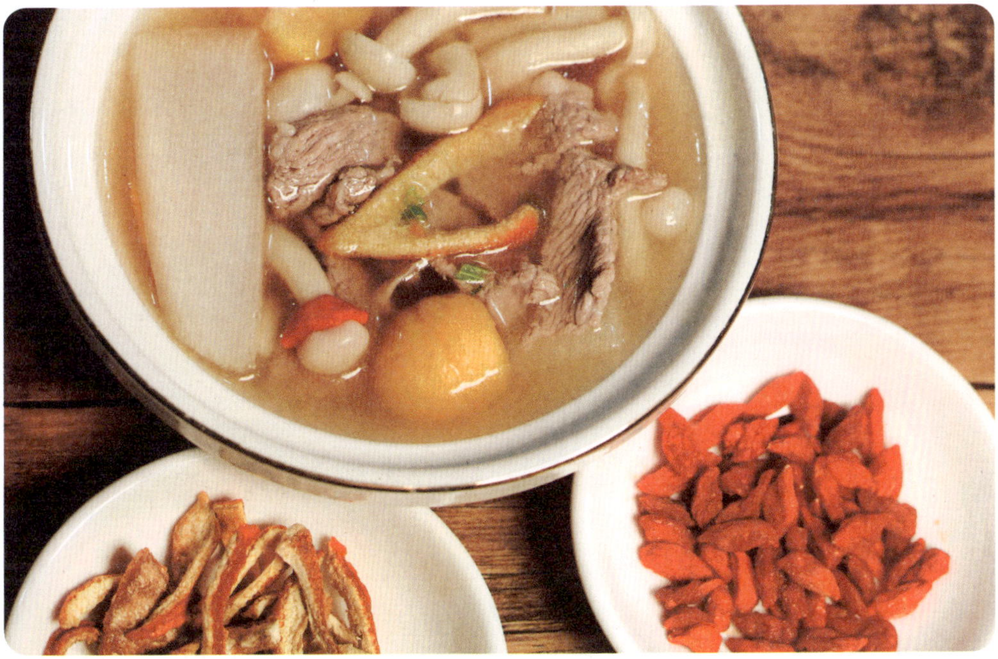

用　料

枸杞子 10 克，陈（橘）皮 6 克，白萝卜 200 克，白玉菇 100 克，猪瘦肉 100 克，栗子 20 克，食盐、胡椒粉、香菜各适量。

做　法

1.猪瘦肉切薄片，洗净，焯水备用；白萝卜去皮，切片；白玉菇洗净；栗子洗净，去皮。

2.锅中加入适量清水，将所有食材放入锅中，大火烧开转小火煮 10 分钟，加入适量食盐及胡椒调味，撒少许香菜即可。

功效 滋阴润燥，滋补肝肾。

立冬❄解表散寒

立冬是二十四节气中的第十九个节气。每年的公历 11 月 7 日或 8 日，太阳到达黄经 225 度时就迎来了立冬。立冬标志着秋冬季节转换的开始。

膳食原则

立冬是秋冬更替的节点，立冬之后，冷空气活动逐渐频繁，出现寒暖交替的天气变化，气温逐渐下降。人体代谢处于相对缓慢的状态，易受寒邪侵袭，容易出现怕冷、头痛、咳嗽、鼻塞等情况，故饮食上可食用解表散寒之品以适应气温变化。

此时处于秋冬交接之时，故养生的基本原则是要固护阳气，敛阳护阴，饮食可适当选用滋阴潜阳之品，帮助人体的阳气内守封藏。

食材推荐

药食同源食材

当归、紫苏叶、生姜、枸杞子、肉苁蓉、益智仁、白芷、牡蛎、白果、人参、党参、乌梅等。

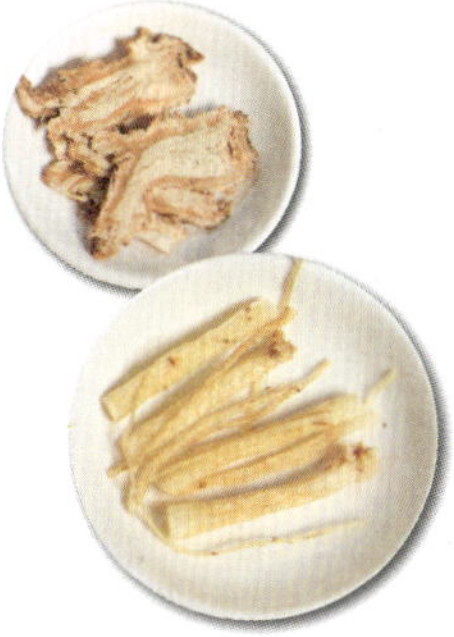

日常食材

粳米、白萝卜、胡萝卜、白菜、红薯、梨、鲜枣、鸡肉、牛肉、鲤鱼等。

药膳推荐

药膳肉骨茶 （约3人量）

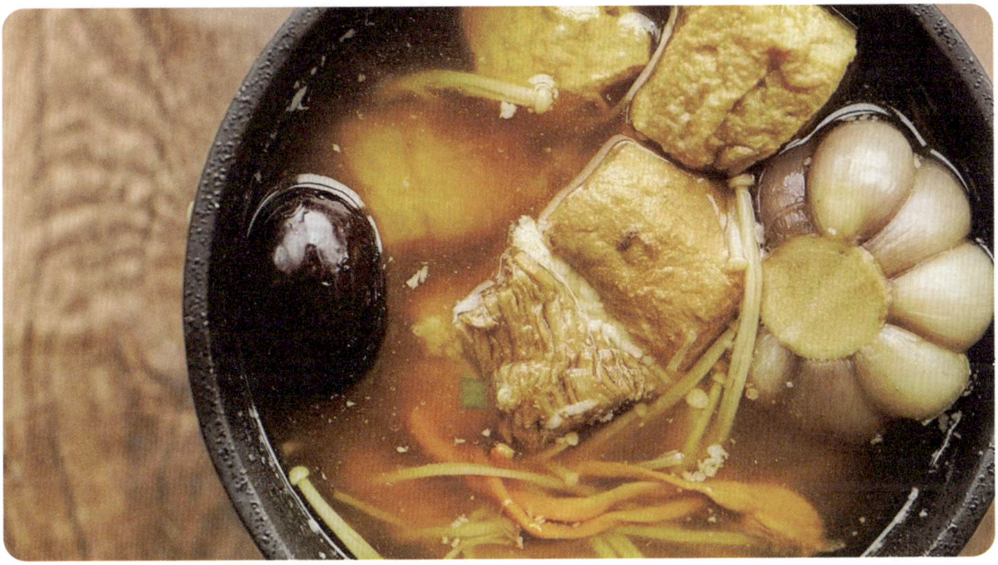

用 料

当归3克，肉苁蓉6克，肉桂6克，排骨500克，干香菇20克，豆腐泡50克，金针菇100克，虫草花20克，大蒜2头，大枣、八角、香叶、蚝油、酱油、盐各适量。

做 法

1.排骨焯水；干香菇洗净，泡发；金针菇洗净；大蒜剥去外皮，整头大蒜备用。

2.砂锅中放入适量水，将蒜头、排骨、香菇、当归、肉苁蓉、肉桂、香叶、八角等放入锅内，小火炖煮 1 小时左右。

3.加入适量蚝油、酱油及盐调味，再放入豆腐泡、金针菇、大枣和虫草花，继续煮 30 分钟左右，即可食用。

功效 温中散寒，补气养血。

双莲墨鱼汤 （2 ~ 3 人量）

用 料

莲子（干品）40 克，莲藕 200 克，墨鱼干 1 只（约 150 克），红衣花生 50 克，排骨 250 克，姜、蚝油、盐各适量。

做 法

1.墨鱼干浸泡 3 小时，待变软后，撕去表面黑色滑腻的薄膜，切片备用。

2.将莲子和花生洗净，提前浸泡至软；莲藕洗净，切块；排骨洗净，切块，汆水后捞起。

3.将排骨、墨鱼干、莲子、花生、莲藕和姜片放入煮沸的清水中，再次煮沸后转小火，文火煲 1 个小时，出锅前放入盐、蚝油调味即可。

功效 滋阴养血，生津润肺。

小贴士

本药膳滋阴养血功效明显，也可用于产后调补。

小雪 ❄ 温通散寒

小雪是二十四节气中的第二十个节气。每年的公历 11 月 22 日或 23 日，太阳到达黄经 240 度时就迎来了小雪。小雪是反映降水与气温的节气，是寒潮和强冷空气活动频数较高的节气。

膳食原则

小雪节气之后气温下降明显，降水形式也逐渐由雨变雪。进入小雪时节，人体感受寒邪，常易出现手足发凉、怕冷等。日常饮食宜首选温通散寒之品。进入小雪时节，人体经过了春、夏、秋的消耗，脏腑的阴阳气血会有所偏衰，此时合理进补既可及时补充气血津液，抵御严寒侵袭，又能使来年少生疾病，从而达到养生的目的。

需要注意的是，此时北方地区已经进入供暖季，室内温度较高且干燥，饮食还应同时搭配选用些润燥生津之品，防止过于温燥，出现上火现象。

食材推荐

药食同源食材

紫苏、白芷、肉豆蔻、肉桂、高良姜、生姜、玉竹、百合、黄精、淡豆豉、菊花等。

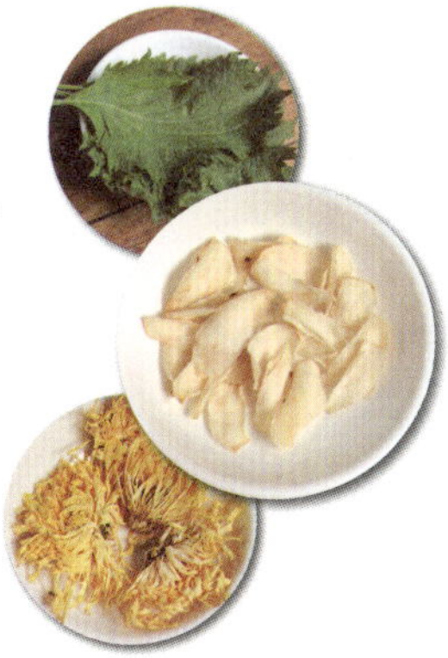

日常食材

糯米、白菜、芹菜、胡萝卜、香菇、苹果、牛肉、鸡肉、虾、鲫鱼等。

药膳推荐

白芷麦仁羊排汤 （2 ~ 3 人量）

用　料

白芷 3 克，花椒 3 克，生姜 5 克，去皮麦仁 50 克，羊排 300 克，盐、胡椒粉各适量。

做　法

1. 麦仁洗净，羊排斩寸段后焯水去膻。

2.将白芷、麦仁、羊排放入锅内，加入姜、花椒和适量水，炖至羊排软烂，加盐、胡椒粉调味即可。

功效 温中健脾。

小贴士

本药膳偏于辛温，阴虚内热者慎用。

肉豆蔻粥 （约 2 人量）

用料

肉豆蔻 2 克，生姜 6 克，粳米 50 克，糯米 50 克。

做法

1.肉豆蔻研细末，生姜切细丝备用。

2.将粳米、糯米加水煮粥，煮沸 20 分钟后，加入肉豆蔻末及生姜丝，同煮至粥成。

功效 温中，散寒，除湿。

小贴士

肉豆蔻具有涩肠止泻的功效，本药膳尤适合于脾虚久泻的人群。

大雪·温阳散寒

大雪是二十四节气中的第二十一个节气。每年的公历 12 月 7 日前后，太阳到达黄经 255 度时就迎来了大雪。大雪节气后，天气越来越冷，降雪的可能性大增。

膳食原则

大雪节气，气温大幅度降低，北方地区强冷空气往往能够形成较大范围降雪，此时是阴寒之气至盛之时。寒为阴邪，人体感受寒邪易损伤脏腑阳气，出现腹部冷痛不舒、关节屈伸不利等表现。在饮食上应遵循与小雪节气类似的温阳散寒原则。但是“大雪”较“小雪”更为寒冷，为了防止寒邪进一步侵犯人体，日常饮食应加大温中散寒、健脾食材的使用量。大雪节气适度进补，可滋补肾阳，温通血脉，固护人体正气，抵御外界严寒。

食材推荐

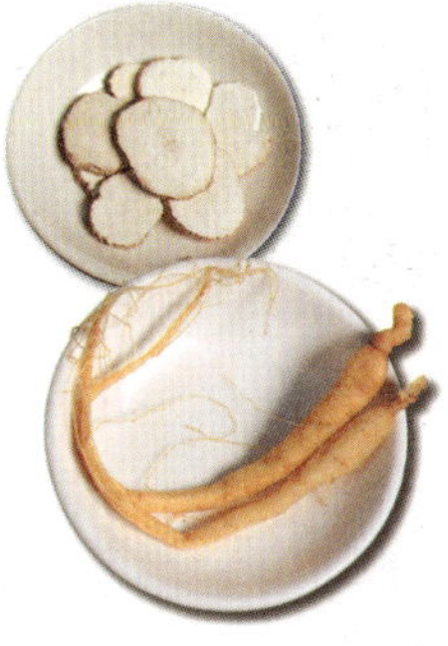

药食同源食材

白芷、紫苏、人参、干姜、花椒、小茴香、山药、阿胶、甘草、桑葚等。

日常食材

糯米、白菜、芹菜、红薯、板栗、蘑菇、南瓜、苹果、橘子、牛肉、羊肉、羊杂、鲢鱼等。

药膳推荐

人参鸡丁打卤面 （约 2 人量）

用 料

鲜人参 3 克，鲜面条 300 克，熟鸡肉丁 50 克，火腿丁 50 克，冬笋丁 50 克，黑木耳丁 20 克，黄瓜丁 20 克，虾仁 20 克，鸡蛋 2 个，花雕酒、酱油、盐、葱末、姜末、水淀粉、食用油各适量。

做 法

1.将鲜人参洗净，切小丁；鸡蛋磕入碗中，搅散；面条煮熟备用。

2.锅内放适量底油，下葱末、姜末爆香，再下人参丁、熟鸡肉丁、火腿丁、冬笋丁、黑木耳丁、黄瓜丁、虾仁煸炒，随即烹入花雕酒，添入适量水，烧沸撇去浮沫，再入盐、酱油调味。

3.把鸡蛋液泼入上述沸汤内搅成蛋花，加水淀粉勾稀薄芡汁，即成卤汁。

4. 将熟面条分别放在 2 个碗内，浇入卤汁即可。

功效 补气开胃。

小贴士

本药膳含有人参，大补元气，实热体质及阴虚内热者慎用。

白果砂仁肚条 （约 3 人量）

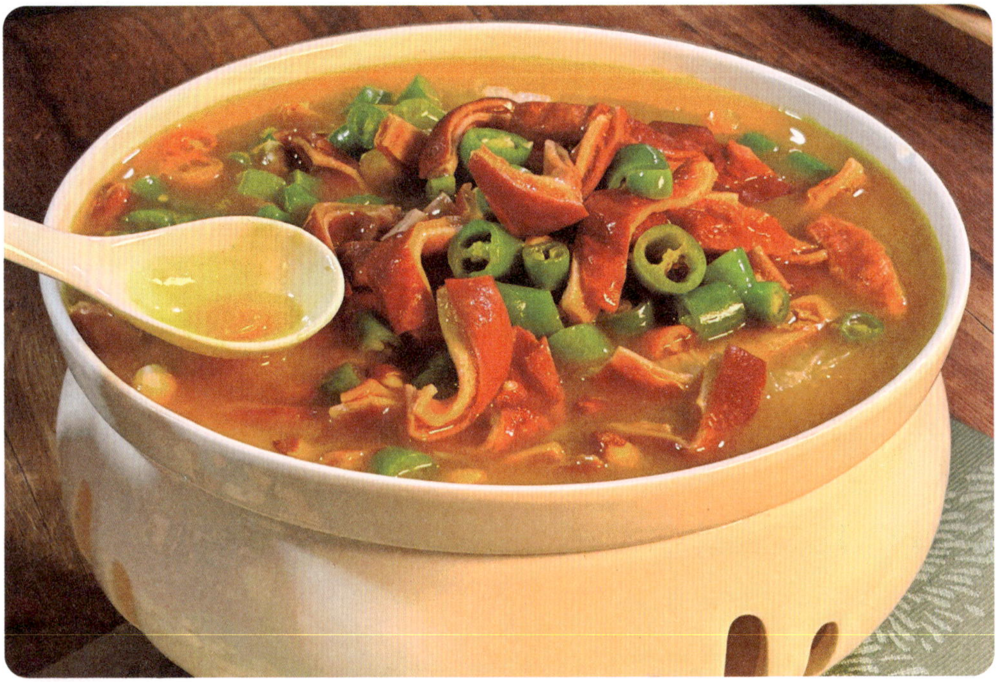

用料

白果 6 克，砂仁 5 克，花椒粒 2 克，猪肚 500 克，葱、姜、青椒、食盐、花椒末、猪油、淀粉各适量。

做法

1. 将猪肚洗净，入沸水汆透捞出，刮去内膜备用。青椒洗净，切成小段备用。

2. 锅内加入适量水、葱、姜、花椒粒，再放入猪肚、白果，煮沸后改文火煮至猪肚熟，捞出猪肚后凉凉、切条。

3.取锅内原汤500毫升煮沸，放肚条，加砂仁、青椒、花椒末、食盐、猪油各适量调味，煮10～15分钟后用淀粉勾芡即成。

功效 温益脾胃，化湿和中。

小贴士

白果有小毒，不宜多食，更不可生食，需煮熟后食用。

冬至❄助阳散寒

冬至是二十四节气中的第二十二个节气。每年的公历12月22日前后，太阳到达黄经270度时就迎来了冬至。冬至日是北半球全年中白天最短、夜晚最长的一天，过了冬至进入“头九”，标志着最冷的天气要来了。

膳食原则

冬至到来，意味着进入了“数九寒天”，天气更加寒冷。寒性收引，引发人体气血不畅，诸多疾病易得易犯易加重。因此，饮食首推助阳散寒、温通经脉之品。冬至一阳生，这个时节是天地阴阳交接的关键枢纽，天地“阴极阳生”，顺应天气变化人体内阳气也随之生发，所以说冬至养生非常重要，民间有“冬令进补，开春打虎”的说法。在这个“生机潜伏、阳气内藏”的季节，饮食也应遵从“养藏之道”。中医认为肾主藏，为先天之本，冬至进补可选用温阳补肾之品以滋养人体的气血阴阳。

冬至进补的同时，还要注意固护后天之本脾胃，脾胃运化功能好，才能避免“虚不受补”，保证气血生化有源。

食材推荐

药食同源食材

生姜、紫苏、黑胡椒、肉桂、肉豆蔻、益智仁、干姜、人参、灵芝、枸杞子、黄精、龙眼肉、阿胶等。

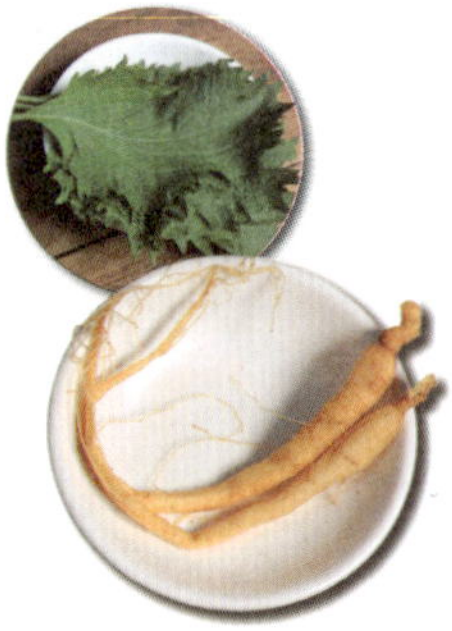

日常食材

糯米、黑豆、胡萝卜、栗子、红薯、木耳、柑橘、苹果、牛肉、羊肉、海虾、鳝鱼等。

药膳推荐

黑胡椒黄油煎虾仁 （约 2 人量）

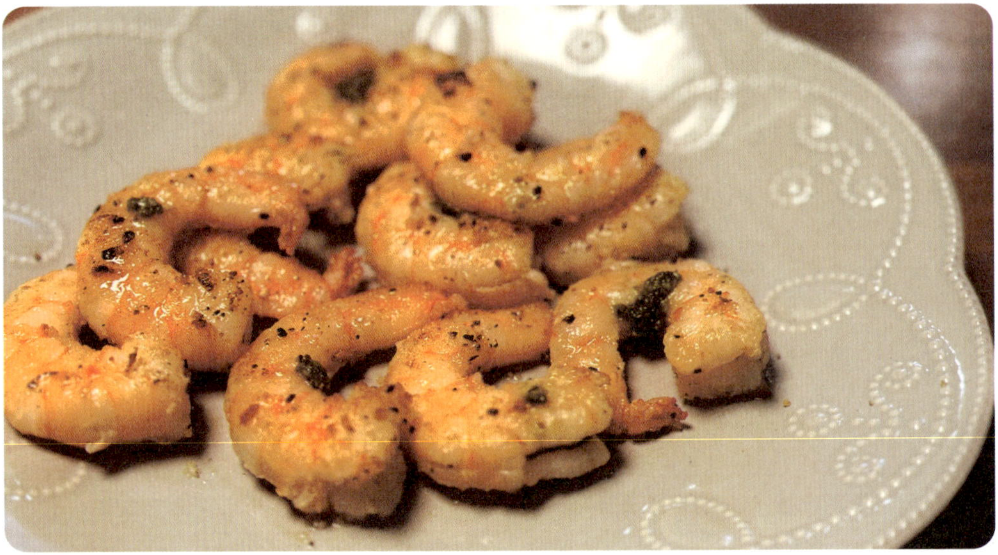

用 料

黑胡椒 3 克，海虾仁 200 克，蒜 5 瓣，黄油 10 克，盐、罗勒酱各适量。

做 法

1. 将新鲜海虾仁去除虾线，洗净备用；蒜切片备用。
2. 将黄油及蒜片放入平底锅，黄油熔化后将虾仁放入，煎至两面变色，关火，撒入黑胡椒碎、罗勒酱及盐即可。

功效 温中散寒，补益气血。

西洋参当归鸡汤 （约 4 人量）

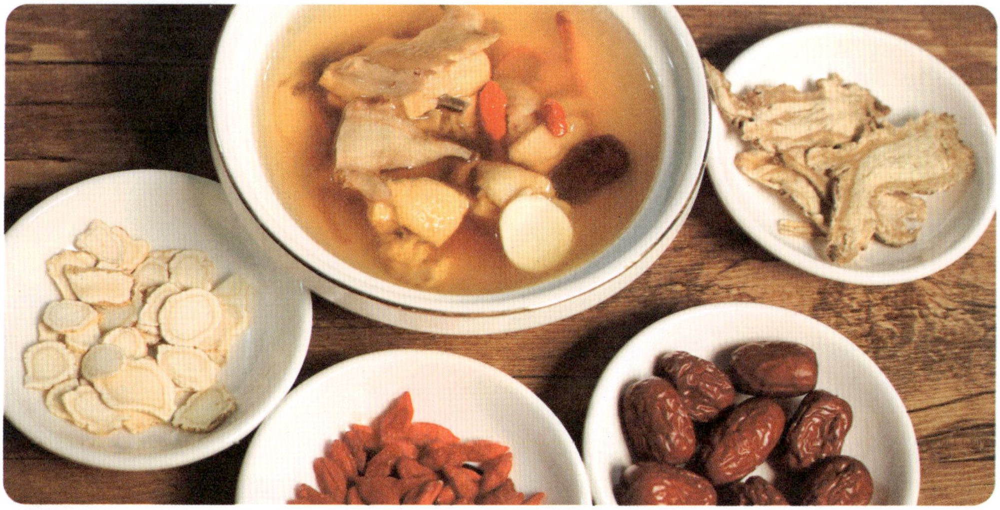

用料

西洋参 3 克，当归 3 克，大枣 10 克，枸杞 10 克，老母鸡 1 只（约 1000 克），精盐、胡椒粉、葱、姜、蒜各适量。

做法

1. 老母鸡宰杀后去毛，剁去脚爪，去内脏，洗净，剁块，入沸水锅中汆透，捞出备用。
2. 将除盐与胡椒粉外的其他食材放入锅中，加入适量清水，用大火烧开，撇去浮沫，小火慢炖 1 小时，加入适量盐及胡椒粉调味即可。

功效 补肾填精，益气健脾。

小贴士

当归为滋阴补血的佳品，西洋参补气补虚，本药膳尤适合产后及体虚人群。

小寒❄温阳补肾

小寒是二十四节气中的第二十三个节气。每

年的公历1月6日前后，太阳运行到黄经285度时就迎来了小寒。小寒是反映温度变化的节气。

膳食原则

小寒节气的到来，标志着气温进一步下降，进入一年中气温寒冷的时段。寒邪侵袭导致的手脚发凉、咳嗽、腹痛等症状频发。寒邪最易伤肾，因此要在日常饮食中多食用一些温阳补肾之品。虽然冬季是补肾的好时机，但要注意阴阳双补，不可一味补阳。因为阴阳互根，中医有“阴中求阳”及“阳中求阴”的补益肾阳肾阴的方法，因此饮食上可以适当使用一些“血肉有情之品”，调补阴阳气血，使人体各方面达到整体的平衡。

北方冬季天气较为干燥，室内供暖普遍温度较高，食用较多温补之品容易出现口唇干裂、咽干等“上火”的症状，而且遵循“秋冬养阴”的饮食原则，还应适当选用些滋阴生津之品。

食材推荐

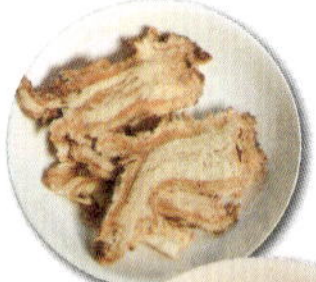

药食同源食材

丁香、肉桂、黑胡椒、小茴香、花椒、阿胶、人参、当归、玉竹、山药、覆盆子、鸡内金、山楂等。

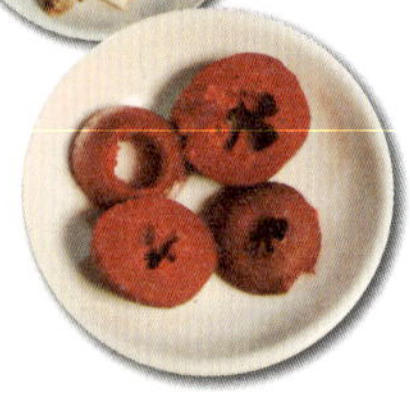

日常食材

糯米、黑豆、白萝卜、胡萝卜、辣椒、白菜、莲藕、榛子、栗子、苹果、橘子、牛肉、羊肉、对虾等。

药膳推荐

良姜苁蓉羊肚汤（约2人量）

用　料

高良姜6克，肉苁蓉6克，羊肚300克，生姜20克，葱、香菜、料酒、食盐各适量。

做　法

1.将羊肚洗净切条后放入锅中，加入葱段、姜片（3～5片）、料酒，焯水。

2.将焯过水的羊肚置于锅内，加入高良姜、生姜、肉苁蓉、盐及适量清水，文火炖至羊肚烂熟时，撒入适量香菜即可。

功效 温肾补脾，祛寒止痛。

小贴士

本药膳偏于温燥，阴虚内热者慎用。

八珍糕　（多人量）

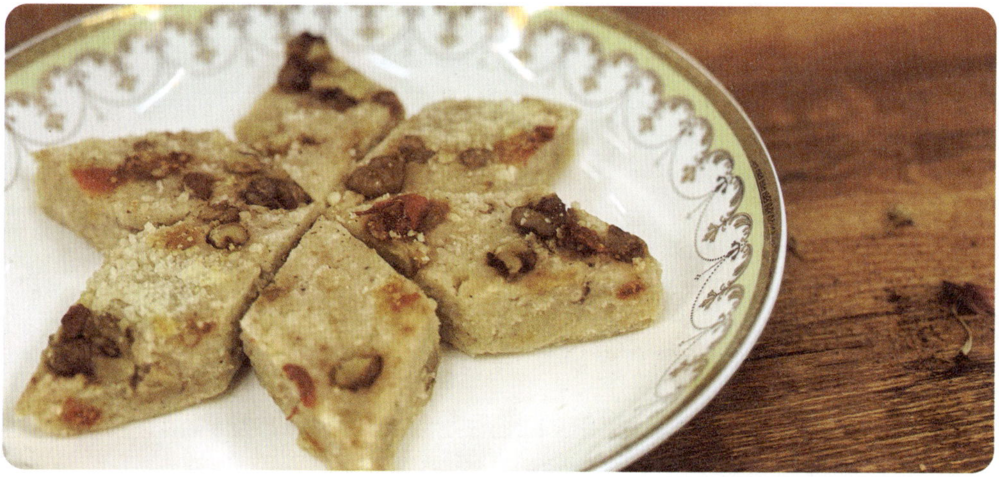

用　料

茯苓20克，莲子20克，薏米20克，山药20克，芡实20克，白扁豆20克，山楂15克，陈皮3克，人参3克，杏仁粗粉20克，枸杞10克，核桃10克，大米粉100克，糯米粉100克，白糖20克，泡打粉2克，酵母2克，牛奶适量。

做　法

1.将除枸杞、核桃和杏仁粗粉以外的所有药材混合后打粉，与大米粉、糯米粉混合，再加入适量泡打粉。

2.酵母用水化开后加入混合粉中，倒入100毫升牛奶，将白糖用适量水化开后加入面粉中，再加入一半核桃、枸杞、杏仁粗粉，继续加水搅拌至稀糊状，醒发 20 分钟左右。

3. 将面糊铺入蒸屉上，表面再撒上剩余的核桃、杏仁粗粉和枸杞，大火蒸 20 ~ 30 分钟出锅，切块食用。

功效 健脾除湿，补气养血。

小贴士

本药膳又称清宫八珍糕，由御医创制，古代为皇家所享，是颇有名气的食疗方。本药膳在传统配伍的基础上进行了口味和用药的调整，更适合现代人食用。久服可健脾益气，延年益寿。如果老年人或糖尿病患者食用，可将白糖换为健康的代糖。

大寒 · 温阳补气

大寒是二十四节气中的最后一个节气。每年的公历 1 月 20 日或 21 日就迎来了大寒，即太阳运行到黄经 300 度时。大寒是天气寒冷到极点的意思，意味着农历年的最后阶段，春天即将到来。

膳食原则

大寒时节，大风低温，天气寒冷，老话常说“大寒，大寒，抱成一团”。大寒过后便是立春，人体内的阳气也在预备升发。在这个季节交替的时期，身体养护显得十分重要，既要吸收充足的养分以抵御严寒，又要为即将到来的春天做好准备。在日常饮食上偏于温阳补气，滋养脏腑，遵循和“小寒”节气相似的调养原则。但此时的人体经过一冬天的滋补，可能会产生内热，因此要适当增加滋阴之品。

同时，大寒处于与立春的交替处，经过了一冬天的寒冷肃静，容易引起情绪低落。因此，还应适当使用一些疏肝理气之品来调畅人体气机，一方面可以舒缓情绪，另一方面也可促进春天阳气的升发。

食材推荐

药食同源食材

生姜、紫苏、黑胡椒、肉桂、肉豆蔻、益智仁、干姜、人参、灵芝、枸杞子、黄精、龙眼肉、阿胶等。

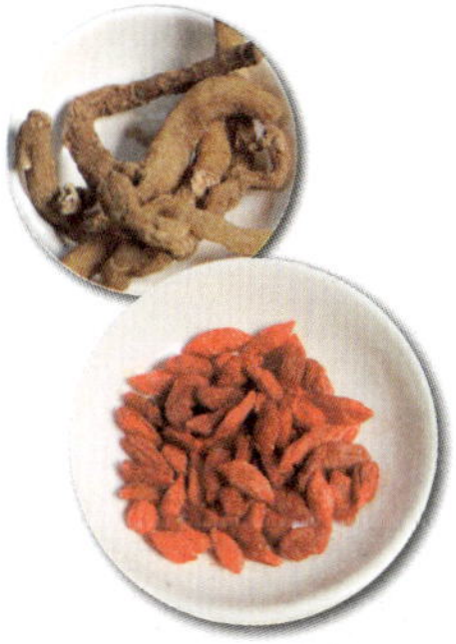

日常食材

糯米、黑豆、胡萝卜、栗子、红薯、木耳、柑橘、苹果、牛肉、羊肉、海虾、鳝鱼等。

药膳推荐

盐焗肉桂腰片 （约 2 人量）

用　料

肉桂 3 克，生姜 6 克，猪腰 500 克，洋葱 70 克，食盐、花生油、芝麻油、淀粉、胡椒粉、葱花、红辣椒各适量。另准备粗盐粒适量，用于焗制猪腰。

做　法

1. 生姜切片，红辣椒去籽切圈，洋葱切丝。
2. 猪腰沿腹侧剖开，剔除白色筋膜，洗净，用淀粉、食盐腌制后再次冲洗，重复几次直至异味消除，切片备用。
3. 锅中放花生油烧热，爆香生姜、洋葱、红辣椒，放入猪腰，大火爆炒至七成熟。加入食盐、胡椒粉、芝麻油及肉桂，翻炒均匀后，把猪腰铲到锡纸上，包好。
4. 砂锅内加入粗盐粒，中火炒热，把用锡纸包好的猪腰埋入粗盐中，小火焗制 15 分钟，起锅时撒上葱花即可。

功效 温中和胃，补肾益气。

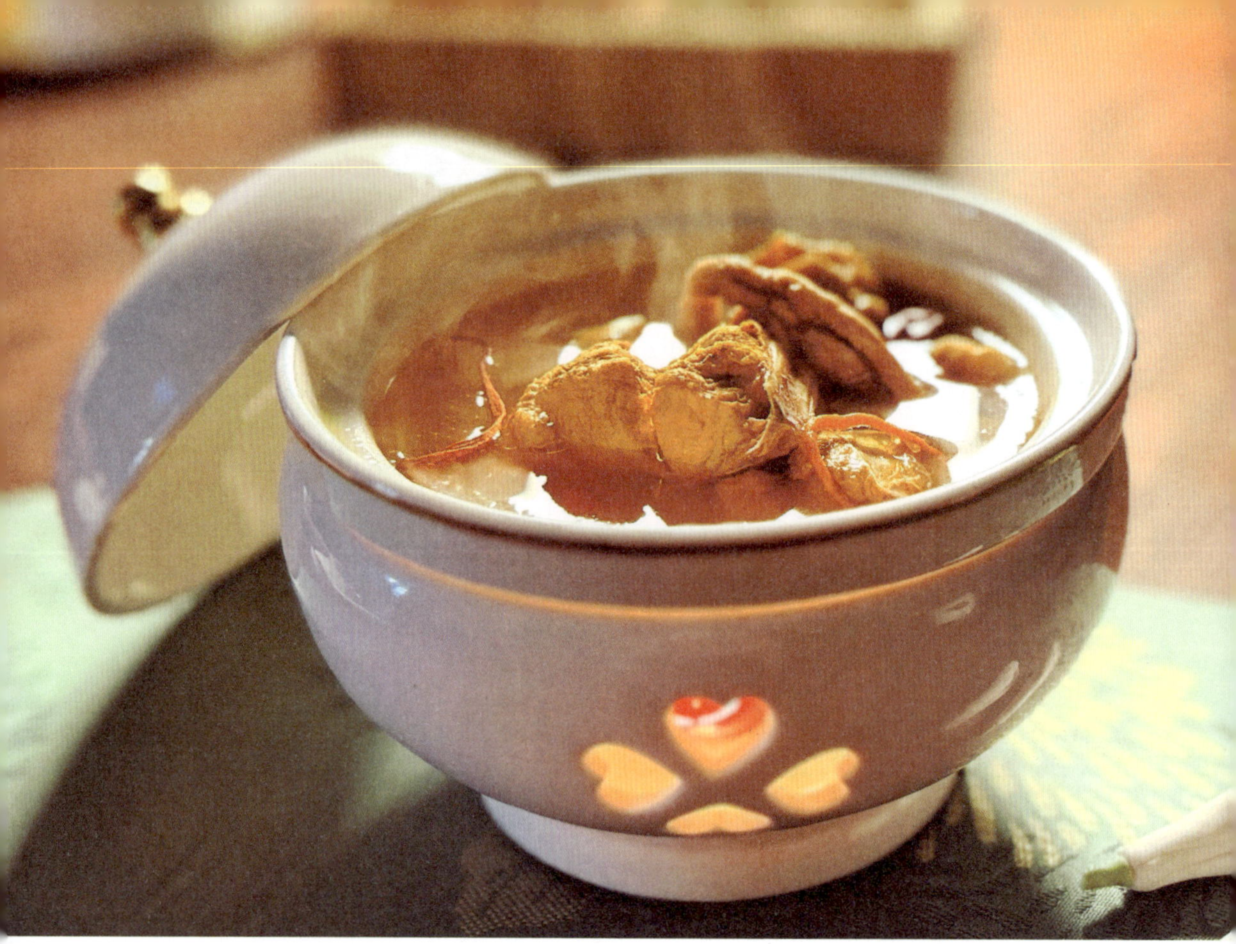

参杞炖子鸡 （约 2 人量）

用　料

人参 3 克，枸杞子 10 克，大枣 10 克，童子鸡 1 只（约 500 克），葱、姜、蒜、食盐、料酒各适量。

做　法

1. 将童子鸡洗净，切成小块，焯水备用。
2. 随后将鸡块加入砂锅中，再放入人参、枸杞子、大枣、葱、姜、蒜、盐、料酒及适量清水，文火慢炖 1 小时至肉烂离骨，食肉喝汤。

功效 补中益气，滋阴助阳。

小贴士

实热及阴虚内热者慎用。

第二章 02

老年人健康益寿药膳

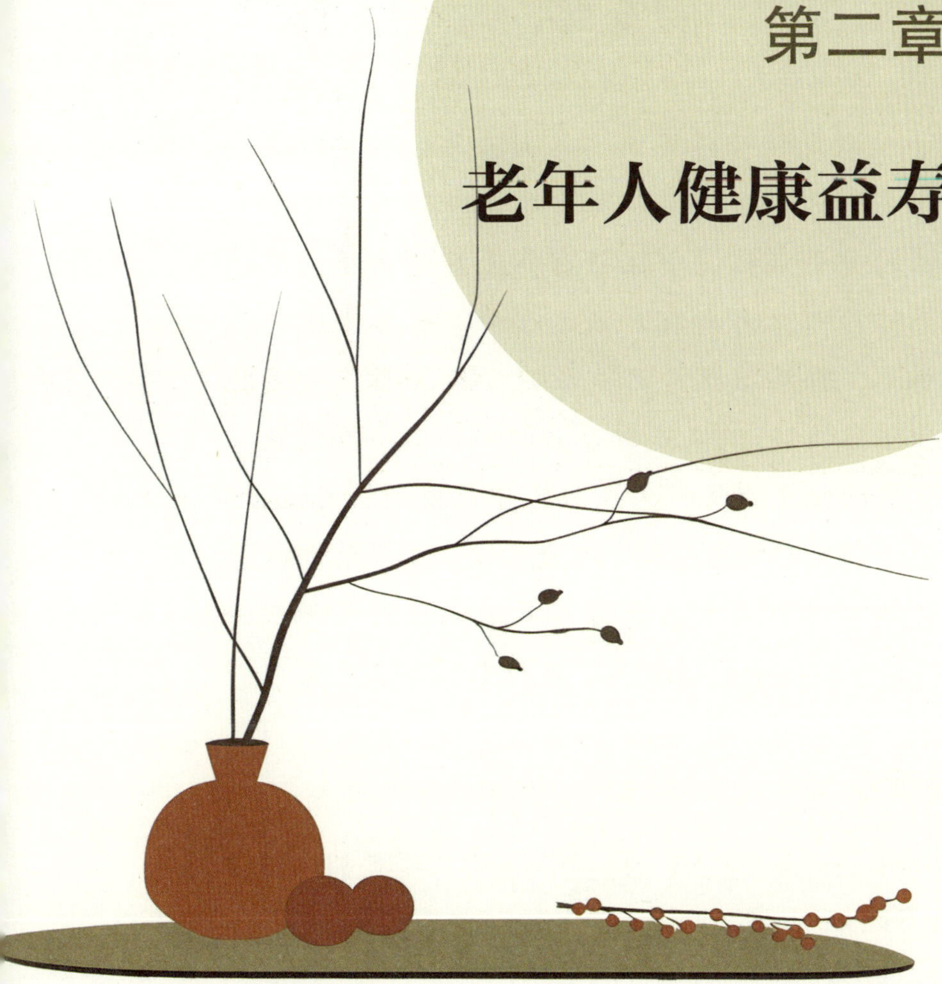

咳嗽

咳嗽是指外感或内伤等因素导致肺失宣肃，肺气上逆，冲击气道，发出咳声或伴咯痰为临床特征的一种病证。中医将有声无痰称为咳，有痰无声称为嗽，有痰有声谓之咳嗽。临床上多为痰声并见，很难截然分开，故以咳嗽并称。咳嗽既是独立性的病证，又是肺系多种病证的一个症状。本节讨论的是以咳嗽为主要临床表现的一类病证。西医学的上呼吸道感染、支气管炎、支气管扩张、肺炎等以咳嗽为主症者可参考本病证进行辨证论治，其他疾病兼见咳嗽者，可与本病证联系互参。

【症状表现】

肺气不清，失于宣肃，上逆作声而引起咳声或伴咯痰为本病证的主要症状。

【辨证分型】

咳嗽分外感咳嗽与内伤咳嗽，外感咳嗽病因为外感六淫之邪；内伤咳嗽为饮食、情志等内伤因素致脏腑功能失调，内生病邪。不论邪从外入，或自内发，均可引起肺失宣肃，肺气上逆作咳。咳嗽的病位，主脏在肺，无论外感六淫或内伤所生的病邪，皆侵及于肺而致咳嗽，其病变脏腑与肺、肝、脾有关，久则及肾。老年人外感咳嗽常以风为先导，或挟寒，或挟热，或挟燥，常见风寒、风热、风燥三种分型；内伤咳嗽常见脾虚痰湿、气阴两虚。

风寒袭肺

风寒外袭，肺气失宣，上逆作咳。主要症状表现为咳声重浊，气急，喉痒，咯痰稀薄色白，常伴鼻塞，流清涕，头痛，肢体酸楚，恶寒发热，无汗等表寒证，舌苔薄白，脉浮或浮紧。施膳原则是疏风散寒，宣肺止咳。

风热犯肺

风热犯肺，肺失清肃发为咳嗽。主要症状是咳嗽，咳痰不爽，痰黄或稠黏，喉燥咽痛，常伴恶风身热，头痛肢楚，鼻流黄涕，口渴等表热证，舌苔薄黄，脉浮数或浮滑。施膳原则是疏风清热，宣肺止咳。

风燥伤肺

风燥伤肺，肺失清润而发为咳嗽。主要症状是喉痒干咳，无痰或痰少而黏连成丝，咳痰不爽，或痰中带有血丝，咽喉干痛，唇鼻干燥，口干，常伴鼻塞，头痛，微寒，身热等表证，舌质红干而少津，苔薄白或薄黄，脉浮。施膳原则是疏风清肺，润燥止咳。

脾虚痰湿

多因脾失健运，水谷不能化为精微上输以养肺，反而聚为痰浊，上贮于肺，肺气壅塞，上逆为咳。主要症状是咳嗽反复发作，尤以晨起咳甚，咳声重浊，痰多，痰黏腻或稠厚成块，色白或带灰色，胸闷气憋，痰出则咳缓、憋闷减轻。常伴体倦，脘痞，腹胀，大便时溏，舌苔白腻，脉濡滑。施膳原则是健脾化痰，理气止咳。

气阴两虚

肺阴不足可致阴虚火旺，灼津为痰，肺失濡润，气逆作咳，或肺气亏虚，肃降无权，气不化津，津聚成痰，气逆于上，引起咳嗽。主要症状是干咳，咳声短促，痰少黏白，或痰中带血丝，或声音逐渐嘶哑，口干咽燥，常伴有午后潮热，手足心热，夜寐盗汗，乏力气短，口干，舌质红少苔，或舌上少津，脉细数。施膳原则是益气养阴、润肺止咳。

【风寒袭肺 疏风散寒　宣肺止咳】

食材推荐

药食同源食材

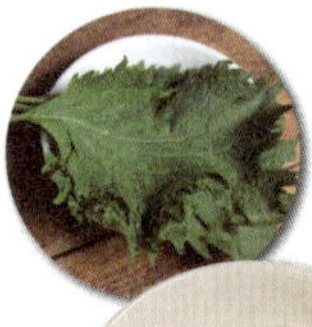

紫苏、生姜、白芷、杏仁、桔梗、芥子、苏子等。

日常食材

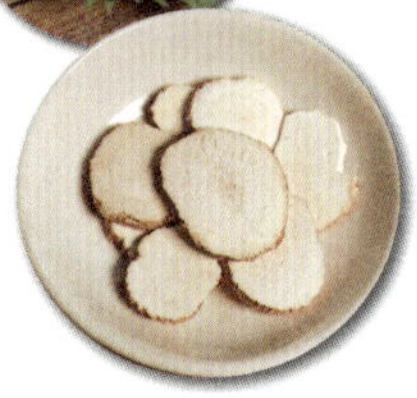

粳米、生姜、葱白、胡椒、高粱、马铃薯、大豆、豌豆、胡萝卜、洋葱、香菇、橘、猪肺、芥菜等。

药膳推荐

葱豉炖萝卜（约 2 人量）

用　料

淡豆豉 6 克，白萝卜（中等大小）1 个，葱白、生姜、盐各适量。

做　法

1. 将白萝卜洗净，去皮后切成块状备用；生姜洗净，拍扁备用；葱白切段；淡豆豉稍微清洗一下备用。
2. 锅中加入适量清水，放入切好的白萝卜块、拍扁的生姜和淡豆豉，大火煮沸后，转小火慢炖约 30 分钟。
3. 加入切好的葱白段，继续炖煮 5 ～ 10 分钟。
4. 根据个人口味加入适量的盐调味，再炖煮片刻即可关火。

功效 解表和中。

白芷萝卜炖羊肉 （约 2 人量）

用　料

白芷 5 克，羊肉 300 克，白萝卜半个，大葱、面粉、盐、高度白酒、胡椒粉、枸杞子各适量。

做　法

1. 将羊肉剁成块，往剁好的羊肉里放一勺盐，再加一勺面粉，然后抓拌均匀。用清水将羊肉清洗几遍后，冷水下锅，然后加高度白酒去腥，小火慢煮 3 分钟捞出。
2. 将羊肉放入温水中清洗掉浮沫，洗净后沥干水分，放入锅中小火煸炒片刻。
3. 将煸炒后的羊肉倒入砂锅里，加大葱、白芷，一次性加足热水，盖上锅盖，中小火炖 50 分钟。
4. 白萝卜清洗干净后切成块，加入砂锅中，继续炖 10 分钟。
5. 加入适量的盐、胡椒粉调味，再撒点葱花和枸杞子，即可关火享用。

功效 驱寒暖身、益气补虚。

【风热犯肺 疏风清热　宣肺止咳】

食材推荐

药食同源食材

桑叶、菊花、金银花、鱼腥草、枇杷叶、薄荷、杏仁、桔梗、胖大海等。

日常食材

粳米、小麦、荞麦、梨、枇杷、甘蔗、猪肉、牛乳、鸭蛋、海蜇、丝瓜、冬瓜、茼蒿等。

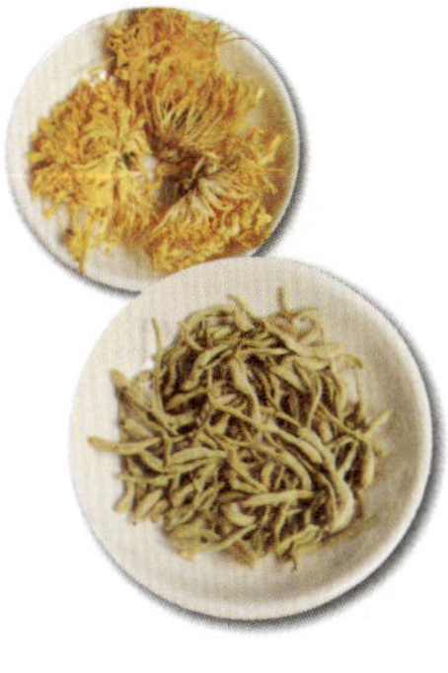

药膳推荐

枇杷膏 （家庭做法）

用 料

枇杷 500 克，枇杷叶 10 克，冰糖 500 克，柠檬 1 个。

做 法

1.将枇杷洗净，去皮去核，切成小块备用；枇杷叶洗净，加水煮 20 分钟，捞出叶子留枇杷叶水备用。

2.将枇杷块放入搅拌机中，加入枇杷叶水，搅打成泥状。

3.将枇杷泥倒入锅中，加入冰糖， 开小火熬煮。需要不断搅拌，防止煳锅。熬煮至枇杷泥变得浓稠，颜色变深。

4.挤入柠檬汁，搅拌均匀，以改善口感，熬煮片刻后，将熬好的枇杷膏倒入干净的玻璃瓶中，密封保存。

功效 清肺润燥，止咳化痰。

小贴士

每次食用量不宜超过 10 克。糖尿病患者、体质虚弱者、孕妇等人群慎食。

凉拌鱼腥草 （约 2 人量）

用 料

鱼腥草 200 克，蒜蓉、香菜、葱白、香油、香醋、酱油、糖各适量。

做 法

1.将鱼腥草用清水洗净，摘去老根、叶，留下嫩白根，切成长短合适的段。锅中加清水煮沸后关火，将鱼腥草放入锅中烫一下备用。

2.香菜洗净切段，葱白切丝备用。

3.把鱼腥草放在一个大盆内，放入所有调料拌匀即可。

功效 清热解毒、利水消肿。

小贴士

药性偏凉，脾胃虚弱者慎用。

【风燥伤肺 疏风清肺　润燥止咳】

食材推荐

药食同源食材

桑叶、杏仁、鲜芦根（或干茅根）、薄荷等。

日常食材

银耳、木耳、梨、杏子、枇杷、青梅、橘、粳米、小麦、胡萝卜、藕、猪肉、牛乳、鸡蛋、花生、海松子等。

药膳推荐

竹蔗茅根芦根水（约 2 人量）

用　料

竹蔗 1 段，鲜茅根约 200 克，芦根 1 条，胡萝卜 1 根，荸荠 5 ～ 6 个。

做　法

1. 竹蔗去皮，切成块；茅根和芦根清洗干净；胡萝卜去皮，切块；荸荠去皮。
2. 将所有用料放入锅中，加入 1.5 升清水，煮约 1 小时，代茶饮用即可。

功效 清热泻火、生津止渴。

【脾虚痰湿 健脾化痰　理气止咳】

食材推荐

药食同源食材

党参、茯苓、陈皮、苏子、莱菔子、杏仁、香薷等。

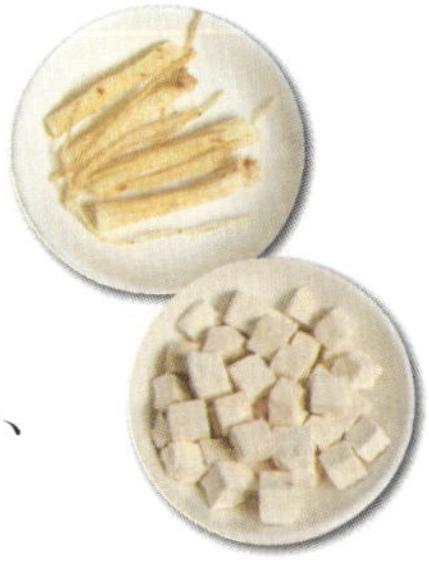

日常食材

玉米、高粱、粳米、大麦、白萝卜、胡萝卜、香菇、栗子、茼蒿、鲫鱼、鲤鱼、鸡肉、牛肉、牛肚、芥菜等。

药膳推荐

苏麻包 （约 4 人量）

用 料

苏子 200 克，芝麻 50 克，橘皮 5 克，山药 100 克，面粉 200 克，酵母、麦芽糖各适量。

做 法

1.制作馅料：橘皮泡软切丝；苏子洗净，放入锅中炒干炒香，捣碎；将处理过的苏子、橘皮丝与芝麻、麦芽糖混合均匀，即成苏麻糖馅。

2.将山药去皮，蒸熟，碾成泥。山药泥与面粉混合，放入适量酵母、水，揉成面团，室温下发酵至两倍大。

3.面团再次揉搓至柔软，分割成每个约 15 克的小剂子，擀成面片，然后将苏麻糖馅放在面片上，将面片口收拢，形成蒸包的形状。

4.将包好的蒸包放入蒸锅中，大火蒸 20 分钟即可。

功效 止咳化痰、健脾养胃。

【气阴两虚 益气养阴 润肺止咳】

食材推荐

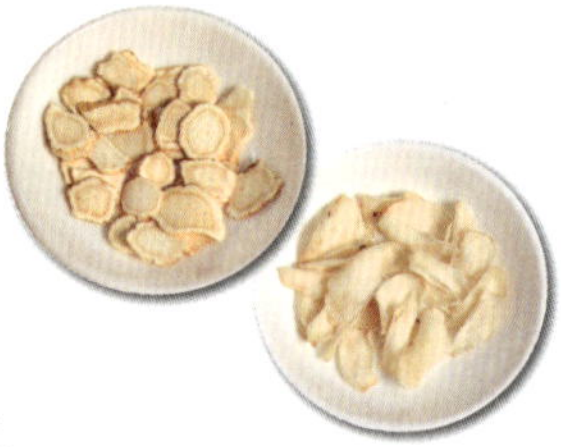

药食同源食材

西洋参、玉竹、百合、杏仁等。

日常食材

小麦、粟米、番薯、胡萝卜、银耳、木耳、燕窝、猪肉、驴肉、牛乳、苹果、乌骨鸡、白鸭肉等。

药膳推荐

党参玉竹汤 （约 2 人量）

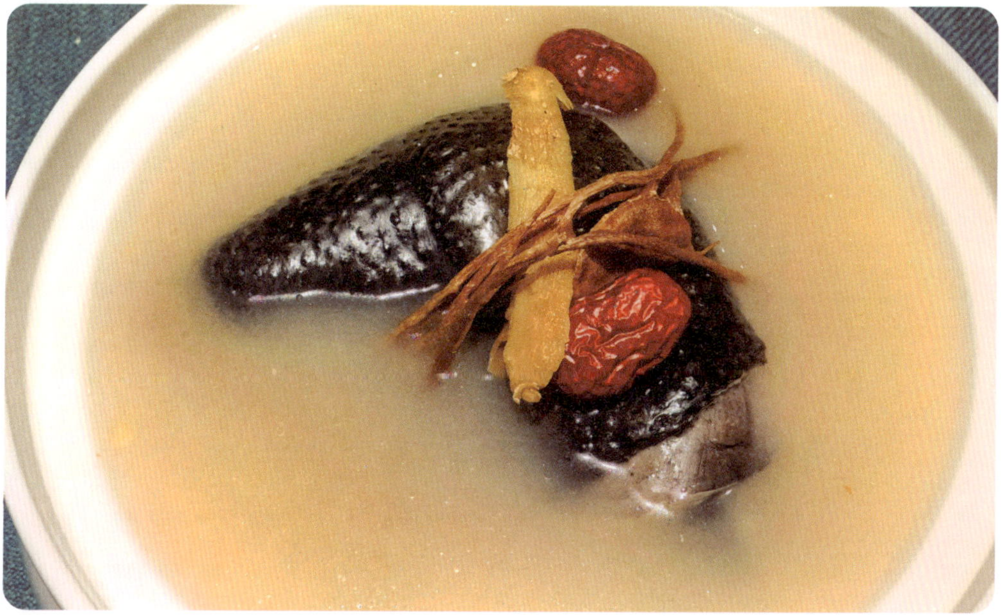

用　料

党参 10 克，玉竹 10 克，乌鸡肉 100 克，红枣 3 颗，生姜 2 片，盐适量。

做　法

1.将党参、玉竹用清水冲洗干净备用。

2.乌鸡肉切成小块，用开水焯水去血水，备用。

3.将党参、玉竹、生姜、焯水后的乌鸡肉放入砂锅中，加入适量清水，大火煮沸后转小火，煲 1 ～ 2 小时，直到汤色变深，药材的味道充分渗出后加入红枣，焖煮 10 ～ 20 分钟。

4.加入适量盐调味即可。

功效 养阴润肺、补气健脾。

失眠

失眠是以经常不能获得正常睡眠为临床特征的一种病证。主要表现为睡眠时间、深度的不足，轻者入睡困难，或寐而不酣，时寐时醒，或醒后不能再寐，重则彻夜不寐，常影响人们的正常工作、生活、学习和健康。西医学的神经官能症、更年期综合征、慢性消化不良、贫血、动脉粥样硬化症等以失眠为主要临床表现时，可参考本节内容辨证论治。

【症状表现】

睡眠时间、深度不足，轻者入睡困难，或寐而不酣，时寐时醒，或醒后不能再寐，重则彻夜不寐。

【辨证分型】

失眠的病因有饮食不节、情志失常、劳逸失调、病后体虚等。病理变化总属阳盛阴衰，阴阳失交。一为阴虚不能纳阳，一为阳盛不得入于阴。其病位主要在心，与肝、脾、肾密切相关。最常见的为肝火扰心、心脾两虚两型。

肝火扰心

情志不遂，暴怒伤肝，肝气郁结，肝郁化火，邪火扰动心神，神不安则不寐。主要症状表现为失眠多梦，甚则彻夜不寐，急躁易怒，伴头晕头胀，目赤耳鸣，口干而苦，不思饮食，便秘尿黄，舌红苔黄，脉弦而数。施膳原则是疏肝泻火，镇心安神。

心脾两虚

劳倦太过伤脾，脾运不健，气血生化乏源，不能上奉于心，或年老久病，心血不足，两者均可致心神失养而失眠。主要症状表现为不易入睡，多梦易醒，心悸健忘，神疲食少，伴头晕目眩，四肢倦怠，腹胀便溏，面色少华，舌淡苔薄，脉细无力。施膳原则是补益心脾，养血安神。

【肝火扰心 疏肝泻火　镇心安神】

食材推荐

药食同源食材

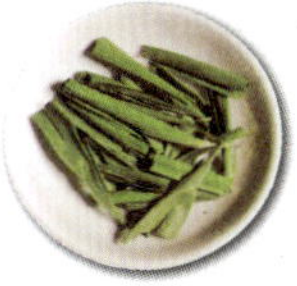

栀子、夏枯草、淡竹叶、酸枣仁、牡蛎等。

日常食材

粟米、番薯、黄大豆、绿豆、茄子、苦瓜、黄瓜、丝瓜、冬瓜、旱芹、莴苣、甘蓝、蕹菜、金针菜、荠菜、绿豆芽、茭白、绿茶、鸭肉、菊花、芹菜、黄花菜等。

药膳推荐

安神茶 （约 1 人量）

用　料

酸枣仁 3 克，菊花 2 克。

做　法

将两者放入杯中，加入沸水，闷泡 10 ～ 15 分钟即可饮用。

功效 平肝明目、清心除烦。

小贴士

药性偏凉，脾胃虚弱者慎用。

白灼海蛎 （约 2 人量）

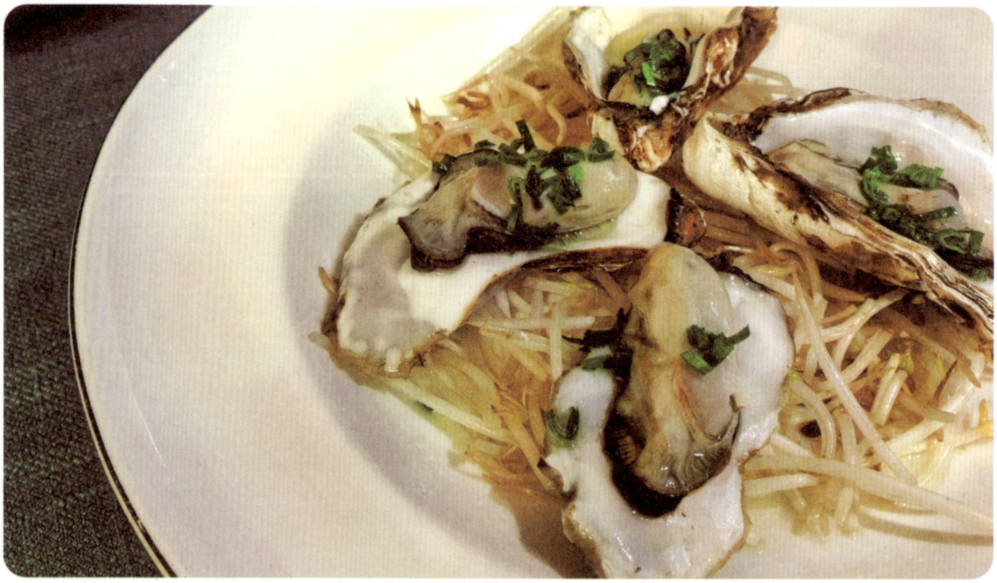

用 料

牡蛎约 500 克，豆芽 250 克，蒜头 2 瓣，姜片 3 ～ 4 片，葱花、盐、料酒、淀粉、食用油各适量。

做 法

1. 将牡蛎清洗干净，豆芽洗净，蒜头切碎。
2. 锅中加水，放入姜片、料酒和少许盐，大火煮开后放入牡蛎，煮至牡蛎开口即可捞出，沥干水分备用。
3. 锅中加食用油，放入蒜头碎炒香，加入豆芽翻炒，加盐调味，炒至豆芽断生后勾薄芡，起锅装盘。
4. 将煮好的牡蛎放在豆芽上，撒上葱花。锅中烧热油，淋在牡蛎和葱花上即可。

功效 养阴潜阳、平肝收涩、重镇安神。

【心脾两虚 · 补益心脾　养血安神】

食材推荐

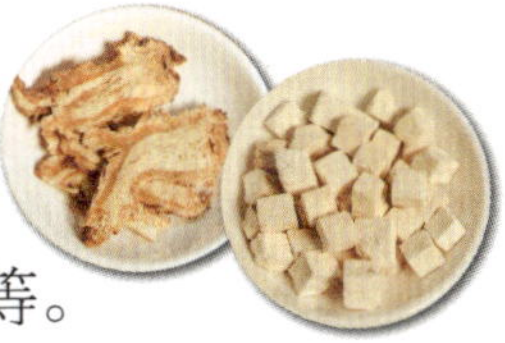

药食同源食材

人参、茯苓、酸枣仁、龙眼肉、当归、莲子、牡蛎等。

日常食材

小麦、粟米、番薯、胡萝卜、银耳、木耳、燕窝、猪肉、驴肉、牛乳、苹果、乌骨鸡、桂圆、大枣、莲子等。

药膳推荐

猪肚四神汤　（约 2 人量）

用　料

桂圆肉 10 克，山药 15 克，芡实 15 克，莲子 15 克，猪肚 1 个，生姜 6 片，粗盐适量（用于清洗猪肚）。

做　法

1.将桂圆肉、山药、芡实、莲子浸泡 30 分钟，备用。

2.用粗盐将猪肚里外搓洗两遍后清洗干净。

3.将桂圆肉、山药、芡实、莲子装入纱布袋，填进猪肚后，放入锅中，加入足量清水，加入姜片，大火煮开后转小火煮 1.5 小时，加适量盐调味即可。

功效 健脾祛湿、养心安神。

健脾养心茶　（约 1 人量）

用　料

桂圆 3 克，桑葚 3 克，陈皮 3 克。

做　法

将用料洗净，放入壶中加适量水煮 10 ～ 15 分钟后饮用。

功效 理气健脾、养心益智。

健忘

健忘是指记忆力减退，遇事善忘的一种病证。西医学的神经官能症、更年期综合征、动脉粥样硬化症等疾病出现健忘症状者，可参考本病辨证论治。

【症状表现】

记忆力减退、遇事善忘，严重者则不能记忆自己的姓名等个人信息，轻者常表现为丢三落四。

【辨证分型】

历代医家均认为本病病位在脑，与心脾肾虚损、气血阴精不足有关。亦有因气滞血瘀，痰浊上扰所致者。老年人最常见的为心脾不足、肾精亏耗、瘀血痹阻等。

肾精亏耗

肾主精髓，肾虚则精亏髓衰，脑失所养而出现健忘。主要症状表现为健忘，形体疲惫，腰酸腿软，头晕耳鸣，遗精早泄，五心烦热，舌红，脉细数。施膳原则是填精补髓。

瘀血痹阻

年老久病的因素致气血运行失常，留滞为瘀，脑脉痹阻而发为健忘。主要症状表现为遇事善忘，心悸胸闷，伴言语迟缓，神思欠敏，表现呆钝，面唇暗红，舌质紫暗、有瘀点，脉细涩或结代。施膳原则是活血化瘀。

心脾不足

心脾主血，思虑过度，伤及心脾，阴血损耗，神志不清而出现健忘。主要症状表现为健忘失眠，心悸神倦，纳呆气短，脘腹胀满，舌淡，脉细弱。施膳原则是补益心脾。

【肾精亏耗 · 填精补髓】

食材推荐

药食同源食材

山茱萸、杜仲叶、麦冬、酸枣仁、核桃仁等。

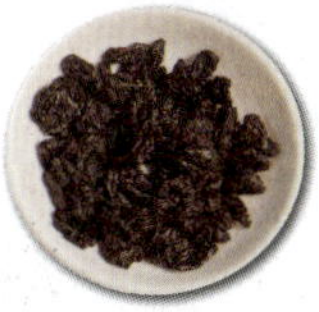

日常食材

粟米、黑大豆、豇豆、枸杞叶、葡萄、乌骨鸡、鸡肝、鸭肉、猪肉、猪肾、兔肉、牛乳、鸡蛋、鸽蛋、龟、鳖、海参、乌贼鱼等。

药膳推荐

山茱萸壮骨汤 （约3人量）

用　料

山茱萸10克，山药30克，枸杞子6克，茯苓10克，牛脊骨500克，生姜适量。

做　法

1.牛脊骨洗净剁成块，焯水去血腥。

2.将牛脊骨放入砂锅，加入足量清水，大火煮沸后转小火煲 1 ~ 1.5 小时，然后加入其他用料继续煲 0.5 小时，加适量食盐调味后出锅。

功效 补益肝肾、健脾渗湿。

阿胶奶茶 （约 1 人量）

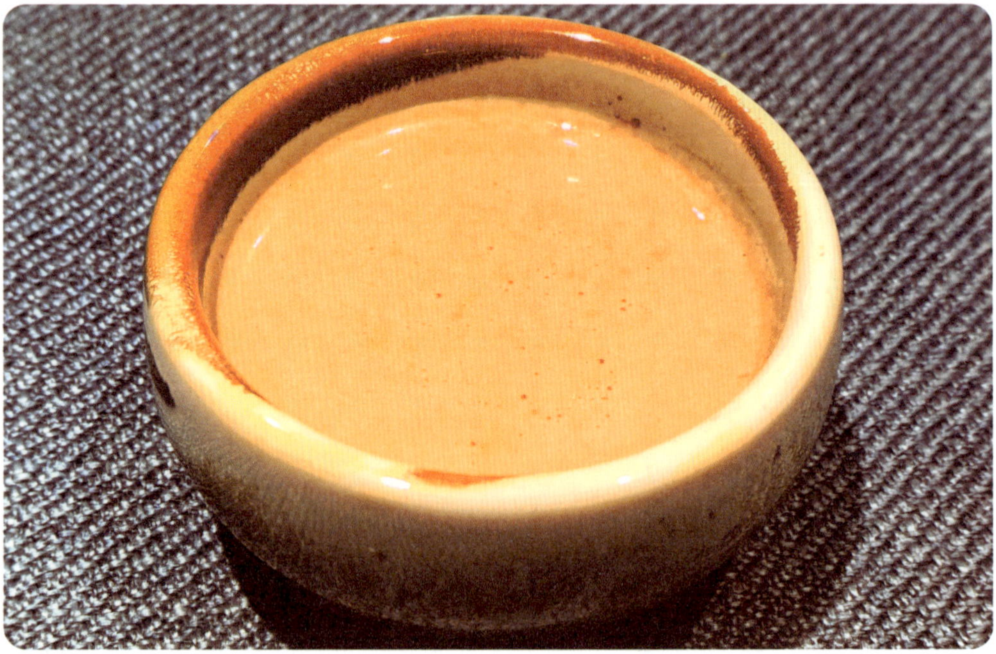

用 料

阿胶 3 克，牛乳 200 毫升，山核桃少许。

做 法

将阿胶放入养生壶，加少许清水烧开后关火，搅拌至阿胶溶化。加入牛乳混合均匀，趁奶茶温热佐以山核桃饮用即可。

功效 补血滋阴，填精补虚。

小贴士

牛乳滋阴，阿胶滋腻，脾胃虚弱、运化能力差者服用后容易腹胀，宜慎用，乳糖不耐受者慎用。

【瘀血痹阻 活血化瘀】

食材推荐

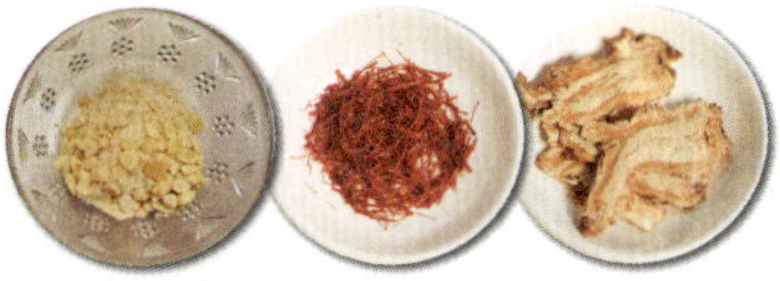

药食同源食材

西红花、桃仁、玫瑰花、当归等。

日常食材

粟米、黑大豆、豇豆、枸杞叶、葡萄、乌骨鸡、鸡肝、鸭肉、猪肉、猪肾、兔肉、牛乳、鸡蛋、鸽蛋、龟、鳖、海参、乌贼鱼等。

药膳推荐

二花饮 （约 1 人量）

用　料

玫瑰花 3 克，西红花 2 ～ 3 根。

做　法

将上述用料放入壶中，冲入开水，静置至水温适宜即可饮用。

功效 活血化瘀。

【心脾两虚 补益心脾】

食材推荐

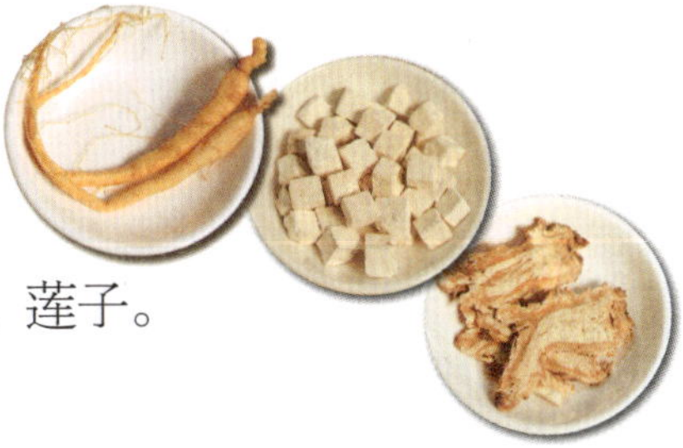

药食同源食材

人参、茯苓、酸枣仁、龙眼肉、当归、莲子。

日常食材

小麦、粟米、番薯、胡萝卜、银耳、木耳、燕窝、猪肉、驴肉、牛乳、苹果、乌骨鸡等。

药膳推荐

药膳煲仔饭 （约 3 人量）

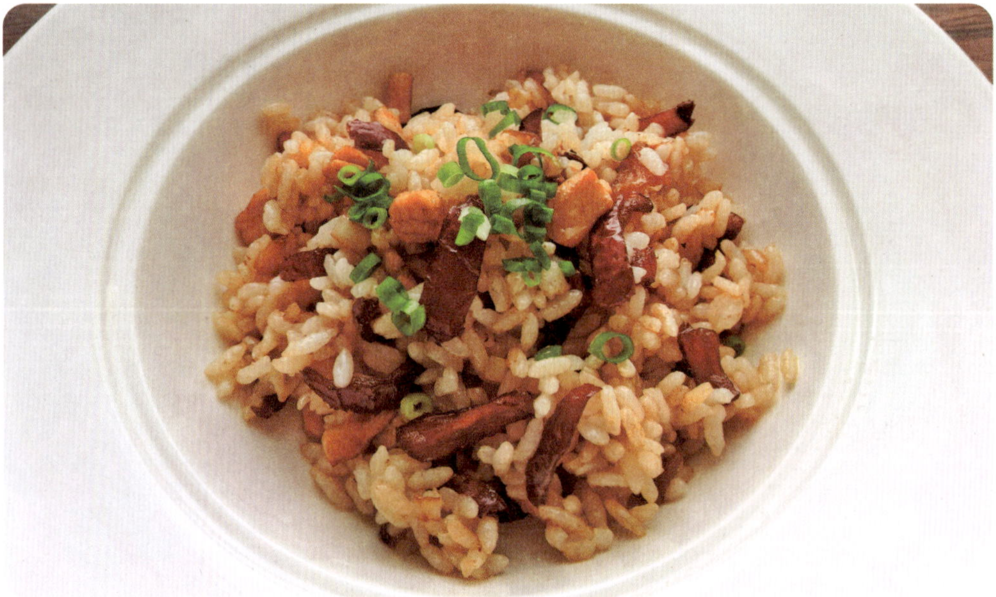

用 料

当归 15 克，桂圆 15 克，枸杞子 10 克，红枣丝 20 克，粳米 100 克，糯米 50 克，乳鸽肉 100 克，酱油、盐、胡椒粉、黄酒、葱花各适量。

做 法

1.糯米提前浸泡半日；乳鸽肉切小块，加入适量酱油、盐、胡椒粉、黄酒腌制备用。

2.锅中加 500 毫升水，放入当归，大火煮开后转小火煮至 250 毫升左右，用煮好的水加粳米、糯米蒸制米饭。

3.待饭将熟，将腌制好的乳鸽肉拌入红枣丝、枸杞子、桂圆，放在饭上焗熟，撒上葱花、淋少许酱油出锅即可。

功效 滋肾益气、健脾养胃。

胃痛

胃痛是以上腹胃脘部近心窝处发生疼痛为主症的一种脾胃肠病证。胃痛，又称胃脘痛。西医学中的急性胃炎、慢性胃炎、消化性溃疡、胃痉挛、胃下垂、胃黏膜脱垂症、胃神经官能症等疾病，当其以上腹部胃脘疼痛为主要临床表现时，均可参照本节辨证论治。

【症状表现】

以上腹胃脘部近心窝处发生疼痛为特征，其疼痛的性质为胀痛、隐痛、刺痛、灼痛、闷痛、绞痛等，常因病因病机的不同而异，其中尤以胀痛、隐痛、刺痛常见。可有压痛，按之其痛或增或减，但无反跳痛。其痛有呈持续性者，也有时作时止者。其痛常因寒暖失宜、饮食失节、情志不舒、劳累等诱因而发作或加重。本病证常伴有食欲不振，恶心呕吐，吞酸嘈杂等症状。

【辨证分型】

胃痛的病因主要为外邪犯胃，饮食所伤，情志不遂，脾胃虚弱等。以上各种病因均可致胃气郁滞，胃失和降，不通则痛，胃痛的病变部位在胃，但与肝脾的关系极为密切。老年人最常见的为饮食伤胃、脾胃虚寒两型。

饮食伤胃

胃主受纳腐熟水谷，其气以和降为顺，故胃痛的发生与饮食不节关系最为密切。若饮食不节，暴饮暴食，损伤脾胃，饮食停滞，致使胃气失和，胃中气机阻滞，不通则痛；或五味过极，辛辣无度，或恣食肥甘厚味，或饮酒如浆，则伤脾碍胃，蕴湿生热，阻滞气机，以致胃气阻滞，不通则痛，皆可导致胃痛。主要症状表现为胃脘疼痛，胀满不消，疼痛拒按，得食更甚，嗳腐吞酸，或呕吐不消化食物，其味腐臭，吐后痛减，不思饮食或厌食，大便不爽，得矢气及便后稍舒，舌苔厚腻，脉滑有力。施膳原则是消食导滞，和胃止痛。

脾胃虚寒

若素体不足，或劳倦过度，或饮食所伤，或过服寒凉药物，或久病脾胃受损，均可引起脾胃虚弱，中焦虚寒，致使胃失温养，发生胃痛。主要症状表现为胃痛隐隐，绵绵不休，冷痛不适，喜温喜按，空腹痛甚，得食则缓，劳累或食冷或受凉后疼痛发作或加重，泛吐清水，食少，神疲乏力，手足不温，大便溏薄，舌淡苔白，脉虚弱。施膳原则是温中健脾，和胃止痛。

【饮食伤胃 消食导滞　和胃止痛】

食材推荐

药食同源食材

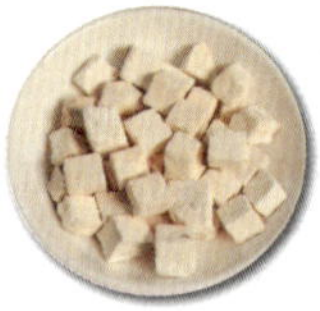

山楂、莱菔子、茯苓、陈皮、鸡内金、麦芽、佛手、香橼等。

日常食材

粟米、黑大豆、豇豆、枸杞叶、葡萄、乌骨鸡、鸡肝、鸭肉、猪肉、猪肾、兔肉、牛乳、鸡蛋、鸽蛋、龟、鳖、海参、乌贼鱼等。

药膳推荐

陈皮鸭 （3 ~ 4 人量）

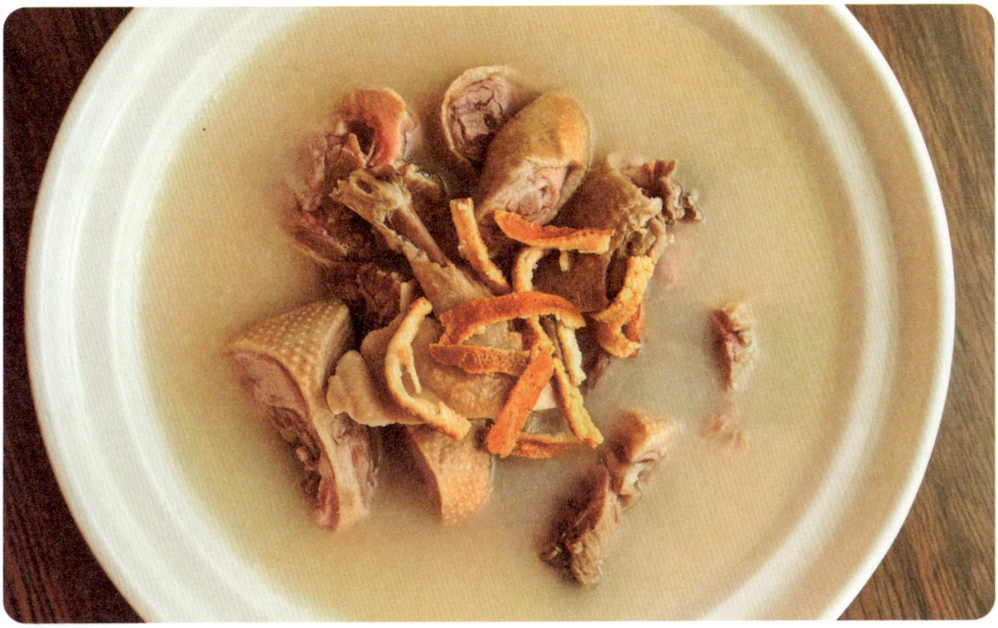

用　料

陈皮 6 克，樱桃鸭 1 只，胡椒粒、盐、姜各适量。

做　法

1.把樱桃鸭洗净，焯水备用。

2.锅中放入适量清水，加入鸭子、姜片，煮至鸭肉熟。留取一碗原汤备用。

3.将鸭子切块装盘，放入陈皮丝、胡椒粒、盐拌匀，放入蒸锅蒸 20 ~ 30 分钟，出锅后淋原汤即可。

功效 开胃补虚，理气健脾。

山楂鸡内金丸

用料

山楂100克，鸡内金20克，炒麦芽20克，怀山药50克，麦芽糖适量。

做法

1.把山楂、鸡内金、怀山药、炒麦芽放入烤箱焙熟后，放入搅拌机打粉、过筛。

2.锅中放入少许清水，加入麦芽糖，小火加热至溶化，关火。

3.将磨好的粉与麦芽糖水混合，和成面团，分切后搓成每个重约10克的小团，放入干净容器中保存，每次可食用1～2个。

功效 开胃消食。

小贴士

胃酸过多、反酸烧心者慎用。

【脾胃虚寒 温中健脾　和胃止痛】

食材推荐

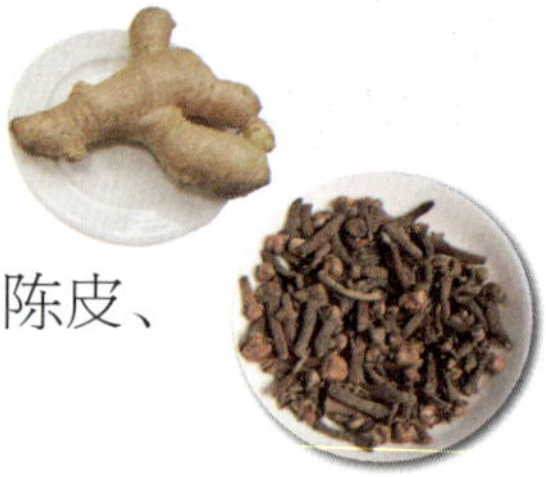

药食同源食材

生姜、肉桂、小茴香、丁香、黄芪、大枣、干姜、陈皮、茯苓、荜茇、山柰、高良姜、花椒等。

日常食材

樱桃、荔枝、栗子、鸡肉、鹌鹑、牛肉、牛肚、羊肉、鹿肉、鹅蛋、鳝鱼、鳜鱼、鲢鱼、桂皮、马铃薯、胡萝卜等。

药膳推荐

养脾驱寒茶（约2人量）

用料

生姜1片，肉桂、丁香少许，苹果半个，红茶3克，大枣3颗。

做　法

将所有用料放入壶中，加入足量清水烧开，待温凉适宜后饮用即可。

功效 解表散寒、温中益气。

小贴士

阴虚燥热者慎用。

四和汤

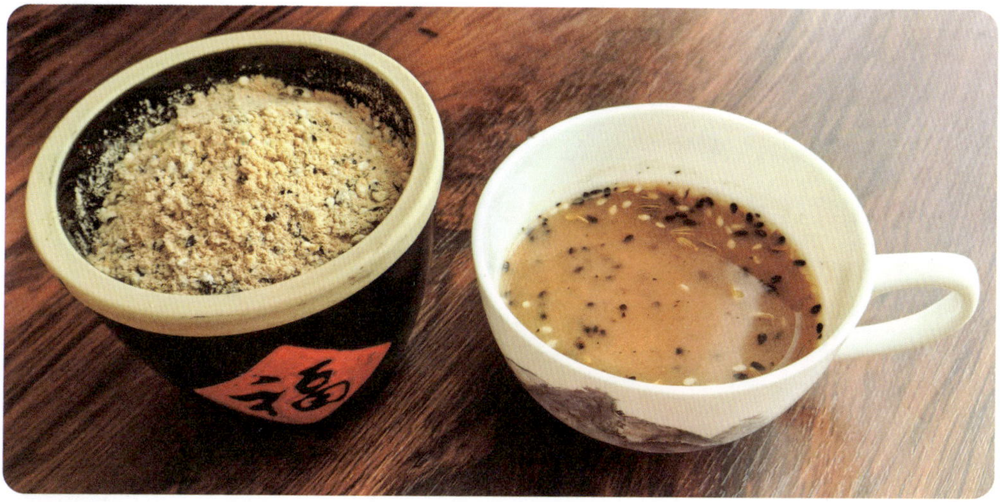

用　料

茴香（干品）50 克，面粉 500 克，芝麻 500 克，盐适量。

做　法

将面粉、茴香、芝麻和盐放入锅中，文火炒熟，研磨成细末，每次取 50 克，用沸水冲调食用。

功效 驱寒止痛，调和脾胃。

泄泻

泄泻是以大便次数增多，粪质稀薄，甚至泻出如水样为临床特征的一种脾胃肠病证。泄与泻在病情上有一定区别，粪出少而势缓，若漏泄之状者为泄；粪大出而势直无阻，若倾泻之状者为泻。近代多泄、泻并称，统称为泄泻。

【症状表现】

大便次数增多，粪质稀薄，甚至泻出如水样。

【辨证分型】

泄泻的病因有外感、内伤之分，外感之中湿邪最为重要，脾恶湿，外来湿邪，最易困阻脾土，致脾失健运，升降失调，水谷不化，清浊不分，混杂而下，形成泄泻。其他诸多外邪只有与湿邪相兼，方能致泻。内伤当中脾虚最为关键，泄泻的病位在脾胃肠，大小肠的分清别浊和传导变化功能可以用脾胃的运化和升清降浊功能来概括，脾胃为泄泻之本，脾主运化水湿，脾胃当中又以脾为主，脾气亏虚，健运失职，清气不升，清浊不分，自可成泻，其他诸如寒、热、湿、食等内、外之邪，以及肝、肾等脏腑所致的泄泻，都只有在伤脾的基础上，导致脾失健运时才能引起泄泻。同时，在发病和病变过程中，外邪与内伤、外湿与内湿之间常相互影响，外湿最易伤脾，脾虚又易生湿，互为因果。本病的基本病机是脾虚湿盛致使脾失健运，大小肠传化失常，升降失调，清浊不分。脾虚湿盛是导致本病发生的关键因素。

脾胃虚弱

长期饮食不节，饥饱失调，或劳倦内伤，或久病体虚，或素体脾胃肠虚弱，使胃肠功能减退，不能受纳水谷，也不能运化精微，反聚水成湿，积谷为滞，致脾胃升降失司，清浊不分，混杂而下，遂成泄泻。如《景岳全书·泄泻》曰："泄泻之本，无不由于脾胃。"主要症状表现为因稍进油腻食物或饮食稍多，大便次数即明显增多而发生泄泻，伴有不消化食物，大便时泻时溏，迁延反复，饮食减少，食后脘闷不舒，面色萎黄，神疲倦怠，舌淡苔白，脉细弱。施膳原则是健脾益气，和胃渗湿。

肾阳虚衰

命门之火，助脾胃之运化以腐熟水谷。若年老体弱，肾气不足；或久病之后，肾阳受损；或房室无度，命门火衰，致脾失温煦，运化失职，水谷不化，升降失调，清浊不分，而成泄泻。且肾为胃之关，主司二便，若肾气不足，关门不利，则可发生大便滑泄、洞泄。如《景岳全书·泄泻》曰："盖肾为胃关，开窍于二阴，所以二便之开闭，皆肾脏之所主，今肾中阳气不足，则命门火衰，而阴寒独盛，故于子丑五更之后，当阳气未复，阴气盛极之时，即令人洞泄不止也。"主要症状表现为黎明之前脐腹作痛，肠鸣即泻，泻下完谷，泻后即安，小腹冷痛，形寒肢冷，腰膝酸软，舌淡苔白，脉细弱。施膳原则是温补脾肾，固涩止泻。

【脾胃虚弱 ⑥ 健脾益气　和胃渗湿】

食材推荐

药食同源食材

人参、党参、黄芪、大枣、茯苓、白扁豆花、砂仁等。

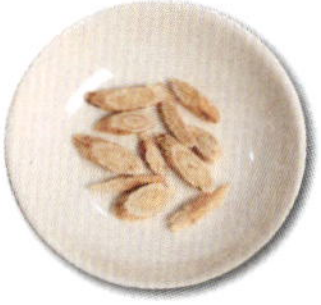

日常食材

粳米、籼米、糯米、高粱、白扁豆、胡萝卜、鸡肉、粟米、牛肉、番薯、鳝鱼、鲢鱼、鲤鱼、鲫鱼、香菇、猴头菌、樱桃、葵花子等。

药膳推荐

养生薏米菜心（约 2 人量）

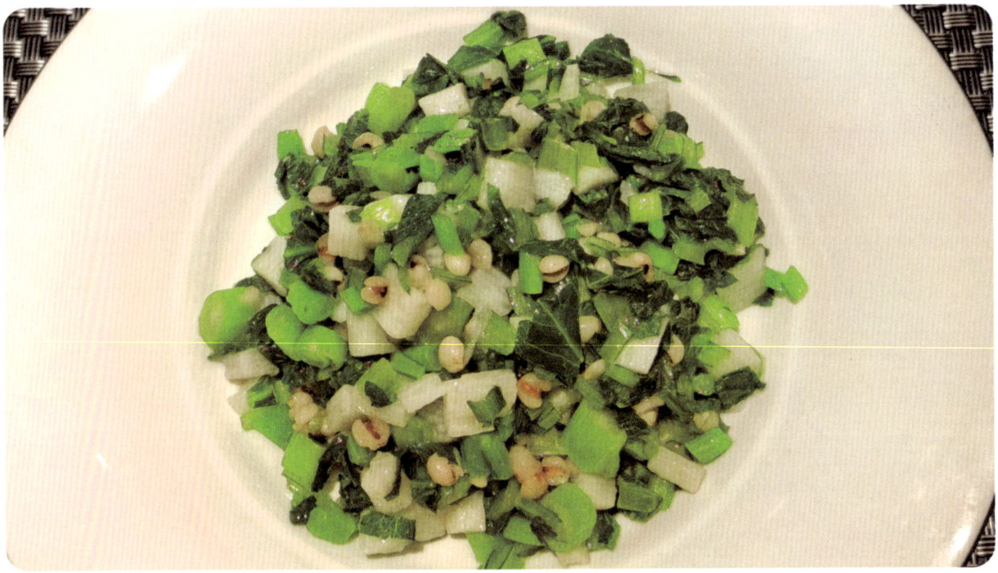

用　料

薏米 50 克，菜心 200 克，山药 100 克，食用油、盐各适量。

做　法

1. 薏米泡发，加水煮熟备用；菜心洗净切碎；山药去皮切丁。
2. 锅中倒入适量油，将食材放入锅中翻炒熟，放入适量盐调味即可。

功效 补虚疗损、健脾益气。

白扁豆小米糊 （约 2 人量）

用 料

白扁豆 15 克，山药 50 克，小米 50 克。

做 法

1.白扁豆、小米洗净，山药去皮切块。
2.将处理好的食材放入破壁机中，加入适量清水，选择米糊功能煮制完成即可。

功效 和中补脾。

小贴士

可提前将白扁豆泡软，将所有食材放入锅中熬制成粥。

【肾阳虚衰 温补脾肾 固涩止泻】

食材推荐

药食同源食材

肉桂、芡实、益智仁、覆盆子、韭菜籽等。

日常食材

高粱、糯米、粳米、雀蛋、鸡肉、雀肉、羊肉、狗肉、鹿肉、牛鞭、猪肚、羊骨、黄鳝、对虾、葱白、桂皮、韭菜、核桃仁等。

药膳推荐

山栗炖猪腰 （约 2 人量）

用 料

生板栗 50 克，猪肾（猪腰）100 克，粳米 100 克，姜 10 克，盐、鸡精、糖、胡椒粉各适量。

做 法

1. 生板栗去壳，猪肾切丁汆水，粳米洗净，姜切片待用。

2. 锅中放入清水、板栗、粳米，大火烧开转小火炖 30 分钟，放入猪肾、姜片再炖 15 分钟，加盐、鸡精、糖、胡椒粉调味即成。

功效 温阳、补肾、止泻。

小贴士

猪肾的胆固醇含量较高，高胆固醇血症者、高脂血症者不宜过多食用。

韭菜炒河虾 （约 2 人量）

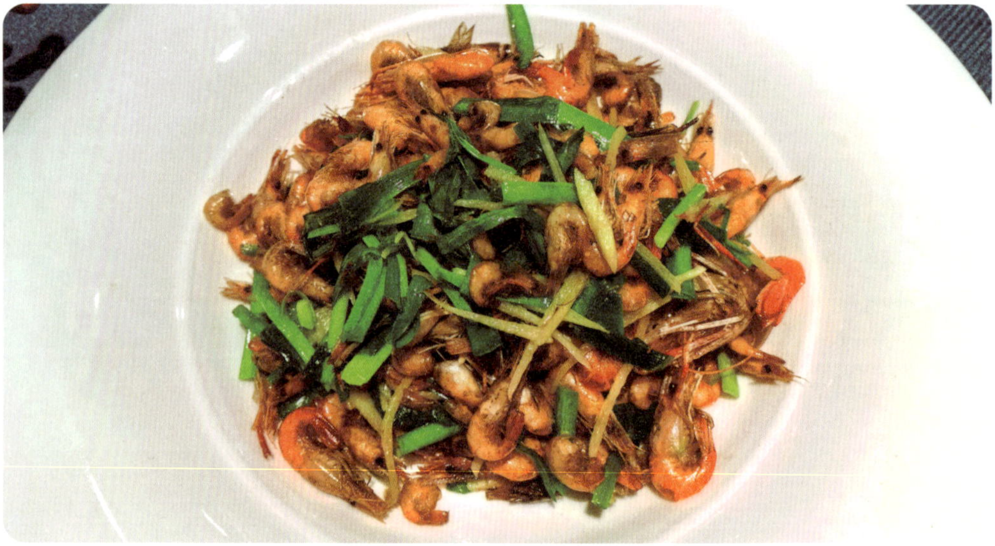

用 料

韭菜 250 克，河虾 150 克，姜丝、盐、食用油各适量。

做 法

1. 将河虾冲洗干净，备用；韭菜洗净，切小段。

2. 河虾汆水后捞出，锅中加油烧热，放入河虾、韭菜和姜丝爆炒，加盐调味即可。

功效 补肾壮阳，健脾益气。

便秘

便秘是指由于大肠传导功能失常导致的以大便排出困难，排便时间或排便间隔时间延长为临床特征的一种大肠病证。

【症状表现】

本病主要临床特征为大便排出困难，排便时间或/及排便间隔时间延长，粪质多干硬。其表现为粪质干硬，排出困难，排便时间、排便间隔时间延长，大便次数减少，常三五日、七八日，甚至更长时间解一次大便，每次解大便常需半小时或更长时间，伴腹胀腹痛，头晕头胀，嗳气食少，心烦失眠等症；或粪质干燥坚硬，排出困难，排便时间延长，常由于排便努挣导致肛裂、出血，日久还可引起痔疮，而排便间隔时间可能正常；或粪质并不干硬，也有便意，但排便无力，排出不畅，常需努挣，排便时间延长，多伴有汗出、气短乏力、心悸、头晕等症状。由于燥屎内结，可在左下腹扪及质地较硬的条索状包块，排便后消失。本病起病缓慢，多属慢性病变过程，多发于中老年人，尤其是女性。

【辨证分型】

便秘的病因是多方面的，其中主要的有外感寒热之邪，内伤饮食情志，病后体虚，阴阳气血不足等。本病病位在大肠，并与脾胃肺肝肾密切相关。脾虚传送无力，糟粕内停，致大肠传导功能失常，而成便秘；胃与肠相连，胃热炽盛，下传大肠，燔灼津液，大肠热盛，燥屎内结，可成便秘；肺与大肠相表里，肺之燥热下移大肠，则大肠传导功能失常，而成便秘；肝主疏泄气机，若肝气郁滞，则气滞不行，腑气不能畅通；肾主五液而司二便，若肾阴不足，则肠道失润，若肾阳不足则大肠失于温煦而传送无力，大便不通，均可导致便秘。老年人常见病因病机归纳起来，大致可分为如下几个方面：

气虚阳衰（气虚便秘）

饮食劳倦，脾胃受损；或素体虚弱，阳气不足；或年老体弱，气虚阳衰；或久病产后，正气未复；或过食生冷，损伤阳气；或苦寒攻伐，伤阳耗气，均可导致气虚阳衰。气虚则大肠传导无力，阳虚则肠道失于温煦，阴寒内结，便下无力，使排便时间延长，形成便秘。如《景岳全书·秘结》曰："凡下焦阳虚，则阳气不行，阳气不行则不能传送，而阴凝于下，此阳虚而阴结也。"主要症状表现为粪质并不干硬，也有便意，但临厕排便困难，需努挣方出，挣得汗出短气，便后乏力，体质虚弱，面白神疲，肢倦懒言，舌淡苔白，脉弱。施膳原则是补气润肠，健脾升阳。

阴亏血少（血虚便秘）

素体阴虚，津亏血少；或病后产后，阴血虚少；或失血夺汗，伤津亡血；或年高体弱，阴血亏虚；或过食辛香燥热，损耗阴血，均可导致阴亏血少。血虚则大肠不荣，阴亏则大肠干涩，肠道失润，大便干结，便下困难，而成便秘。如《医宗必读·大便不通》说："更有老年津液干枯，妇人产后亡血，及发汗利小便，病后血气未复，皆能秘结。”主要症状表现为大便干结，排出困难，面色无华，心悸气短，健忘，口唇色淡，脉细。施膳原则是养血润肠。

【气虚便秘 · 补气润肠】

食材推荐

药食同源食材

黄芪、党参、陈皮、火麻仁、茯苓、郁李仁等。

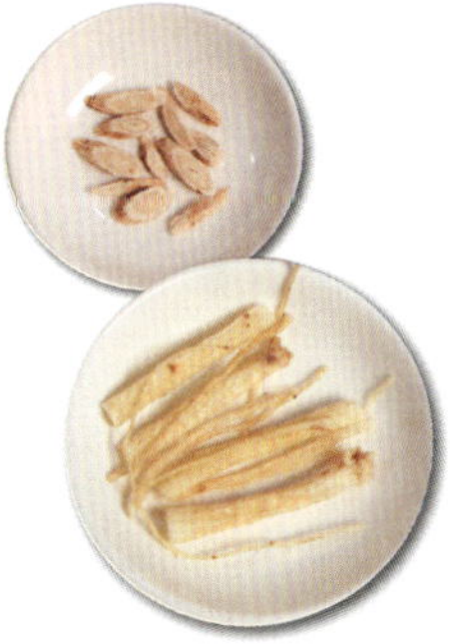

日常食材

胡萝卜、鸡肉、燕麦、甘薯、粟米、牛肉、番薯、鳝鱼、糯米、粳米、香菇、猴头菌、樱桃、葡萄、白蜜、山药、大枣、扁豆等。

药膳推荐

黄芪陈皮丸（约 2 人量）

用　料

黄芪 3 克，陈皮 3 克，蜂蜜适量。

做　法

1. 将黄芪和陈皮研磨成细末，混合均匀。
2. 加入蜂蜜，和成绿豆大小的丸子即可。

功效 疏肝理气、润肠通便。

小贴士

建议每次服 6 丸，每日两次。

党参炖大肠 （约 2 人量）

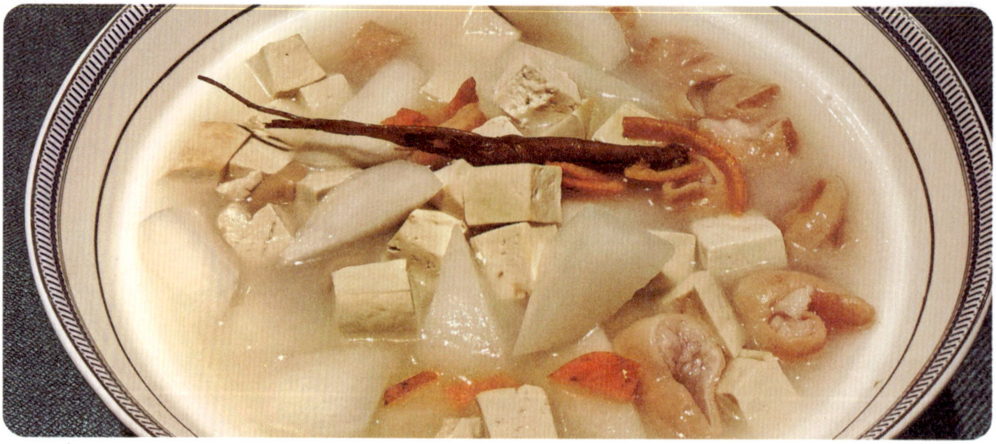

用　料

党参 10 克，陈皮 5 克，豆腐 200 克，萝卜 100 克，猪大肠 150 克，香油、葱、姜、盐各适量。

做　法

1. 将猪大肠洗净切块，豆腐、萝卜切块备用。

2. 将党参、葱、姜和猪大肠放入煲中，加入适量清水煮熟。

3. 放入豆腐、萝卜、陈皮，继续熬煮 10 ～ 20 分钟，加入盐调味，撒入葱花，淋少许香油出锅即可。

功效 健脾益气、润肠通便。

【血虚便秘 养血润肠】

食材推荐

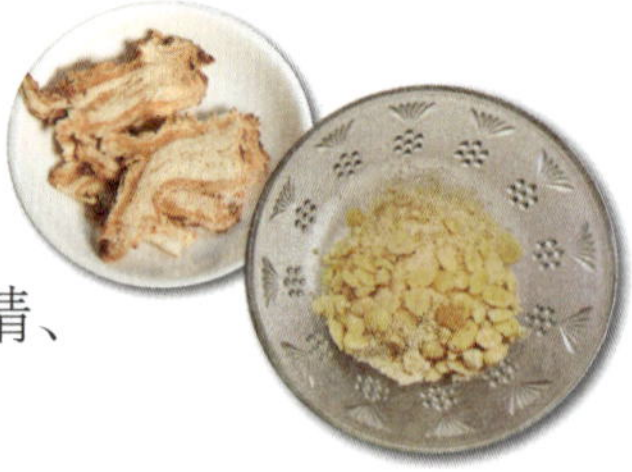

药食同源食材

当归、桃仁、火麻仁、阿胶、黑豆、山药、黄精、黑芝麻等。

日常食材

粟米、燕麦、黑大豆、豇豆、枸杞叶、乌骨鸡、鸡肝、猪肝、鸭肉、猪肉、兔肉、牛乳、鸡蛋、鸽蛋、龟、鳖、海参、鳝鱼、大枣等。

药膳推荐

猪肝汤 （约 2 人量）

用　料

当归 5 克，党参 5 克，猪肝 150 克，木耳、菠菜适量，淀粉、姜、盐、料酒各适量。

做　法

1. 猪肝清洗干净后切片，用少许淀粉、盐、料酒、姜丝腌制 10 分钟。
2. 锅中加入清水烧开，放入猪肝、当归、党参，中火煲 30 分钟。
3. 放入木耳、菠菜，煮熟出锅即可。

功效 补气养血、润肠通便。

小贴士

猪肝的胆固醇含量较高，建议每周食用不超过一次，高胆固醇患者和高脂血症患者慎食。

阿胶葱白煮蜜糖 （约 1 人量）

用　料

阿胶 6 克，葱白 2 根，蜂蜜 2 匙。

做　法

1. 先用葱白 2 根加水 1 碗煮沸，捞出葱白，留葱白水。
2. 向葱白水中加入阿胶 6 克及蜂蜜 2 匙，搅拌至溶化后即离火，温服。

功效 养阴润燥，健脾通便。

小贴士

阿胶滋腻，脾胃虚弱、运化能力差者服用后容易腹胀，慎用。

头痛

头痛是常见的自觉症状，可单独出现，也可见于多种疾病的过程中。以头部疼痛为主要临床表现。西医学中的血管性头痛、紧张性头痛、三叉神经痛、外伤后头痛、部分颅内疾病、神经官能症等引起的头痛，均可参照本节辨证论治。

【症状表现】

以头部疼痛为主要表现，可发生在前额、两颞、巅顶、枕项或全头部。其疼痛的性质表现为胀痛、跳痛、刺痛、空痛、昏痛、隐痛等。可为突然发作，或缓慢起病，或反复发作、时痛时止。疼痛的时间可长可短，可数分钟、数小时，或数天、数周，甚则长期疼痛不已。

【辨证分型】

头居于人体之最高位，五脏精华之血，六腑清阳之气皆上注于头，手足三阳经亦上会于头。若六淫外邪上犯清空，阻遏清阳；或痰浊、瘀血痹阻经络，壅遏经气；或肝阴不足，肝阳偏亢；或气虚清阳不升；或血虚头窍失养；或肾精不足，髓海空虚，均可致头痛。本章主要论述内伤头痛，其病机多与肝、脾、肾三脏的功能失调有关。老年人最常见的为痰浊头痛、血虚头痛、肾虚头痛等。

痰浊头痛

脾失健运，痰浊内生，阻遏清阳，上蒙清窍发为头痛。主要症状表现为头痛昏蒙，胸脘满闷，纳呆呕恶，舌苔白腻，脉滑或弦滑。施膳原则是健脾燥湿，化痰降逆。

血虚头痛

气虚不足，不能上荣，窍络失养可致头痛。主要症状表现为头痛隐隐，时时昏晕，心悸失眠，面色少华，神疲乏力，遇劳加重，舌质淡，苔薄白，脉细弱。施膳原则是养血滋阴，和络止痛。

肾虚头痛

肾精不足，髓海不足，脑窍失荣发为头痛。主要症状表现为头痛且空，眩晕耳鸣，腰膝酸软，神疲乏力，滑精带下，舌红少苔，脉细无力。施膳原则是养阴补肾、填精生髓。

【痰浊头痛 健脾燥湿　化痰降逆】

食材推荐

药食同源食材

天麻、陈皮、茯苓、草果、薏米、佛手、香橼等。

日常食材

茼蒿、橘、海带、玉米、高粱、粳米、大麦、白萝卜、胡萝卜、香菇、鸡肉、牛肉、牛肚等。

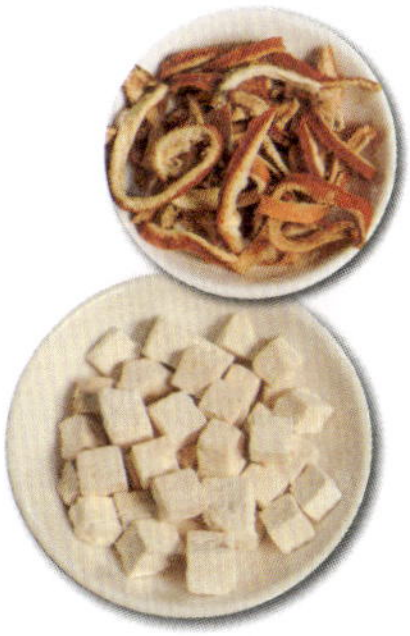

药膳推荐

药膳鱼头 （约 2 人量）

用 料

天麻 6 克，当归 6 克，鱼头 1 个，枸杞子适量，豆腐 100 克，葱、姜、盐、食用油各适量。

做 法

1. 鱼头洗净，撒盐，加入 2 片姜片，腌渍 15 分钟。
2. 锅中加少许食用油，将鱼头入锅微煎后，加开水煮至滚开，放入当归、豆腐块、葱、姜、枸杞子、天麻，小火煮 15 ～ 20 分钟。
3. 加入适量葱花、盐调味即可。

功效 补血活血、息风通络。

枣杞茶 （约 1 人量）

用 料

红枣 3 颗，当归 3 克，枸杞子数颗。

做 法

将用料放入杯中，加入开水冲泡，待温时饮用。

功效 滋补肝肾、养血安神。

【血虚头痛 养血滋阴 和络止痛】

食材推荐

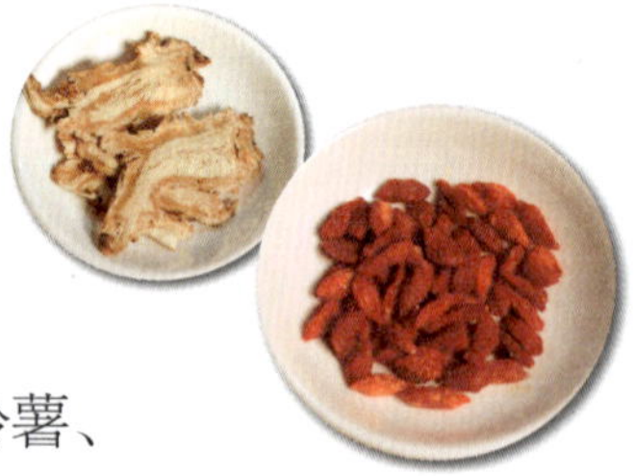

药食同源食材

当归、桑葚、枸杞子、阿胶等。

日常食材

粳米、糯米、大麦、栗子、粟米、番薯、马铃薯、牛乳、鸡肉、牛肉、羊肉、花生、木耳、葡萄、樱桃、鸽蛋、鹌鹑蛋、黄花鱼、鳝鱼、鳜鱼、黑鱼、鲫鱼、鲤鱼等。

药膳推荐

茯苓炖鲫鱼豆腐 （约 2 人量）

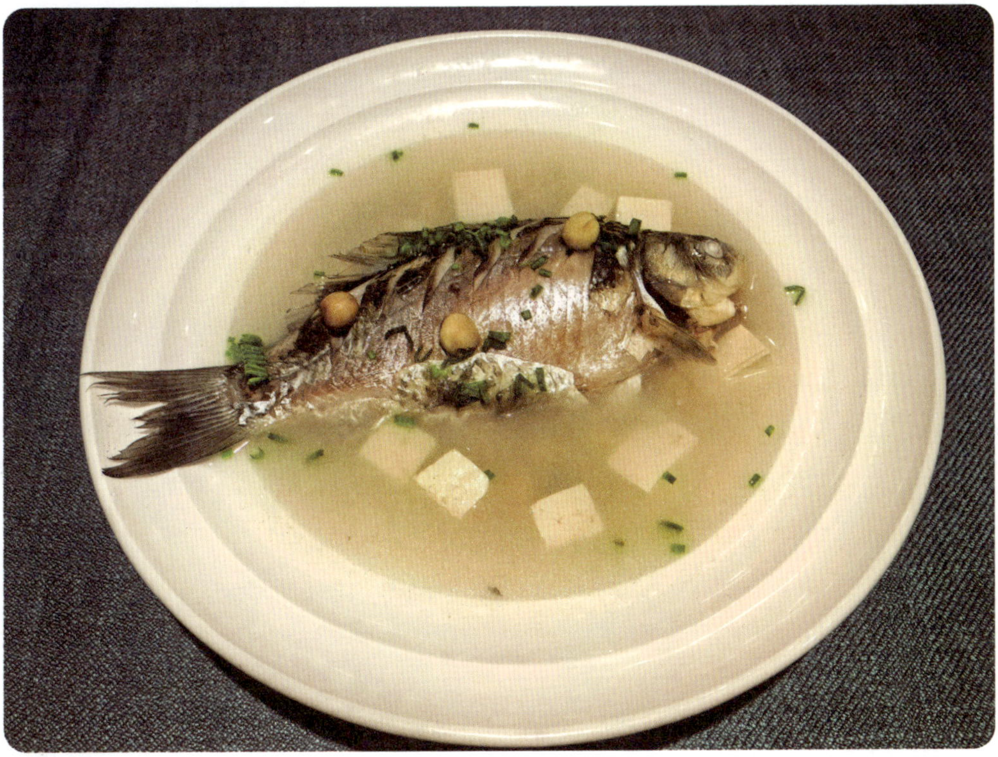

用 料

茯苓 20 克，莲子 10 克，鲫鱼 1 条，豆腐 150 克，食用油、盐各适量。

做 法

1. 锅中加适量水，放入茯苓，用大火煲 20 分钟。
2. 鲫鱼加少许食用油煎至两面稍黄后，放入煮沸的茯苓水中，加入莲子，煲 20 ～ 30 分钟。
3. 将豆腐切成小块，放入汤中焖煮 10 分钟，加精盐调味即可，食鱼肉、豆腐，喝汤。

功效 除湿排浊、养心安神。

天麻陈皮粥 （约 2 人量）

用 料

天麻 5 克，陈皮 5 克，大米 100 克。

做 法

将天麻切片后，与陈皮、大米、适量水同放入锅内煮粥，待粥熟后即可。

功效 祛痰开窍，平肝息风。

【肾虚头痛 养阴补肾 填精生髓】

食材推荐

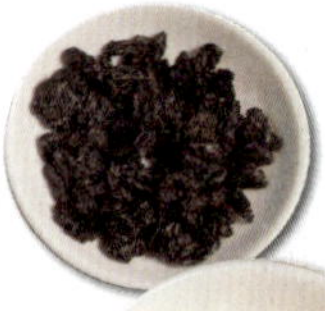

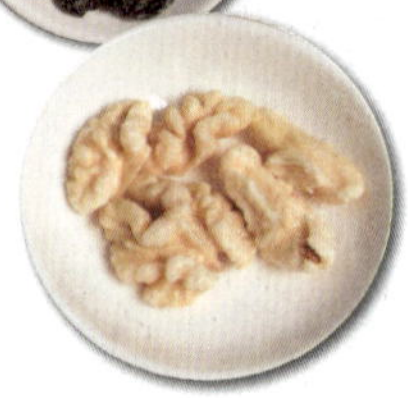

药食同源食材

枸杞子、山茱萸、山药、核桃仁、黑芝麻等。

日常食材

小麦、粟米、黑豆、豇豆、虾、海参、枸杞叶、核桃、松子、栗子、鸡肉、鸽、鸽蛋、鳖、猪肉、黑木耳、海带等。

药膳推荐

杜仲茶 （约 1 人量）

用 料

杜仲叶 3 克，天麻 3 克。

做 法

将两味药材放入杯中，加入开水冲泡，待水温适宜时饮用即可。

功效 补益肝肾、镇静安神。

小贴士

阴虚燥热者慎用。

黄精炖土鸡（3～4人量）

用 料

枸杞子5克，黄精10克，土鸡1只，怀山药20克，葱、姜、盐各适量。

做 法

1.将土鸡处理干净，切块备用；怀山药洗净，去皮，切段。

2.将鸡块与黄精、怀山药、葱、姜放入锅中，加入足量清水炖煮至肉熟透。

3.放入枸杞子继续焖煮20分钟，加入适量盐调味即可。

功效 益气养阴，补肾益精。

眩晕

眩是指眼花或眼前发黑，晕是指头晕，甚或感觉自身或外界景物旋转，二者常同时并见，故统称为眩晕。可见于西医多种疾病，凡梅尼埃病、高血压、低血压、脑动脉硬化、椎基底动脉供血不足、贫血、神经衰弱等临床表现，以眩晕为主症者，均可参考本节有关内容辨证论治。

【症状表现】

眩晕轻者闭目即止，重者如坐车船，旋转不定，不能站立，或伴有恶心、呕吐、汗出，甚至昏倒等症状。

【辨证分型】

中医理论认为，眩晕的病机不外虚实两端，虚者为髓海不足或气血亏虚、清窍失养，实者为风或痰瘀扰乱清窍。本病的病位在于头窍，其病变脏腑与肝、脾、肾三脏相关。老年人常见有肾精不足、痰湿中阻、气血亏虚等分型。

肾精不足

肾为先天之本，主藏精生髓，脑为髓之海。若年高肾精亏虚，髓海不足，无以充盈于脑；或体虚多病，伤肾精肾气；或房劳过度，阴精亏虚，均可导致髓海空虚，发为眩晕。主要症状是眩晕日久不愈，精神萎靡，腰酸膝软，少寐多梦，健忘，两目干涩，视力减退；或遗精，滑泄，耳鸣齿摇；或颧红咽干，五心烦热，舌红少苔，脉细数；或面色㿠白，形寒肢冷，舌淡嫩苔白，脉弱尺甚。施膳原则是滋养肝肾，益精填髓。

痰湿中阻

嗜酒无度，过食肥甘，损伤脾胃，以致健运失司，水湿内停，积聚生痰，痰阻中焦，清阳不升，头窍失养，故发为眩晕。主要症状是眩晕、头重昏蒙或伴视物旋转，胸闷恶心，呕吐痰涎，食少多寐，舌苔白腻，脉濡滑。施膳原则是化痰祛湿，健脾和胃。

气血亏虚

脾胃为后天之本，气血生化之源。若久病体虚，脾胃虚弱；或失血之后，耗伤气血；或饮食不节，忧思劳倦均可导致气血两虚。主要症状表现为眩晕，动则加剧，劳累即发，面色㿠白，神疲乏力，倦怠懒言，唇甲不滑，发色不泽，心悸少寐，纳少腹胀，舌淡，苔薄白，脉细弱。施膳原则是补益气血，调养心脾。

【肾精不足 滋养肝肾　益精填髓】

食材推荐

药食同源食材

山茱萸、山药、枸杞子、黄精、肉苁蓉、阿胶、核桃仁等。

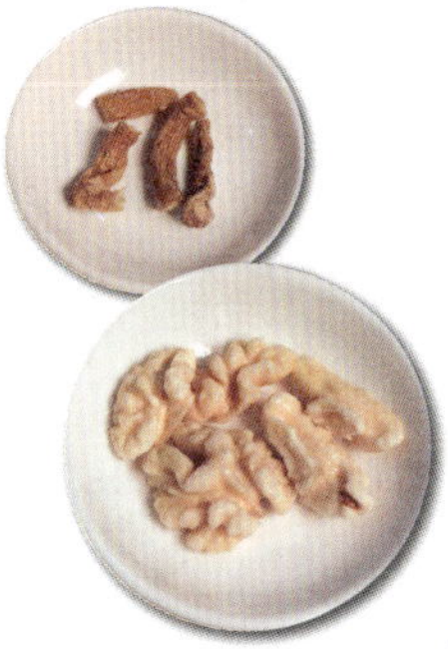

日常食材

小麦、粟米、黑豆、豇豆、韭菜、虾、海参、黄花鱼、鳝鱼、椰子、枸杞叶、核桃、松子、栗子、鸡肉、鸽、鸽蛋、鳖、牛鞭、猪肉、猪肾、羊肉、羊骨等。

药膳推荐

藜麦黄精肉卷 （3 ~ 4 人量）

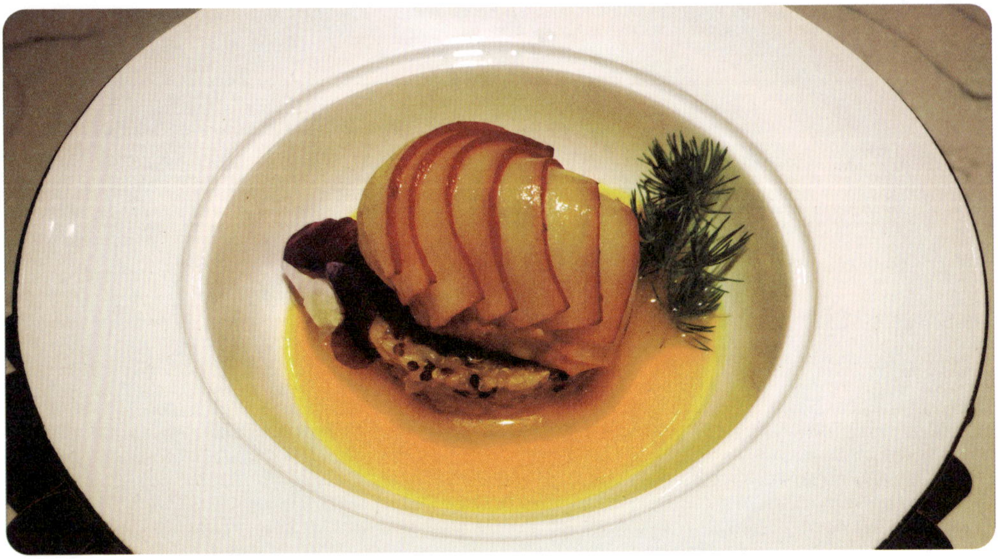

用　料

酒黄精 5 克，鲜黄精 15 克，黑猪带皮五花肉 200 克，藜麦 50 克，粳米 50 克，虾仁 80 克，盐、料酒、生姜片、老鸡汤各适量。

做　法

1.将猪肉洗净，与酒黄精一同放入锅中，加生姜片、料酒、盐，加入足量清水，大火烧开后转小火煮 30 分钟即可，取出猪肉放凉后切成薄片备用。

2.藜麦、粳米加适量清水，蒸制成藜麦饭。

3.虾仁洗净剁成泥，鲜黄精去皮切末，两者混合均匀，加少许盐调味。

4.取丸子大小的虾仁黄精泥，将肉片铺在虾仁黄精泥上面，用保鲜膜包裹成团，放入锅中蒸制，大火烧开后蒸 15 分钟。

5.将藜麦饭铺在浅盘中，将蒸好的黄精肉卷放在藜麦饭上，淋上少许老鸡汤即可。

功效 补肾养阴，健脾益气。

小贴士

鸡汤中嘌呤含量较高，建议痛风及高尿酸血症者使用少许其他调料予以佐味。

山茱萸爆腰花 （约 2 人量）

用 料

山茱萸 5 克，猪腰（猪肾）1 只，青蒜苗 1 棵，姜、葱、木耳、酱油、料酒、淀粉、香油、花生油、盐、醋各适量。

做 法

1. 将山茱萸放入碗中，加入少许清水浸泡 30 分钟，留山茱萸水备用；木耳泡发备用。
2. 将猪腰一破两半，片去腰臊，打麦穗花刀，切成块，用开水焯去血水，捞出控净水。
3. 葱、姜切丝，青蒜苗洗净切段。
4. 碗中放葱丝、姜丝、酱油、料酒、盐、醋、淀粉、香油，倒入山茱萸浸泡的水调成芡汁。
5. 锅中放花生油，烧至八成热，将腰花爆炸，捞出控油。
6. 锅留底油，倒入腰花，下入木耳、青蒜段翻炒，烹入芡汁速炒，待芡汁裹住腰花时淋香油即可。

功效 补益肝肾，收敛固涩。

小贴士

猪肾中胆固醇含量较高，血脂高或胆固醇高者不宜多食。

【痰湿中阻 · 化痰祛湿　健脾和胃】

食材推荐

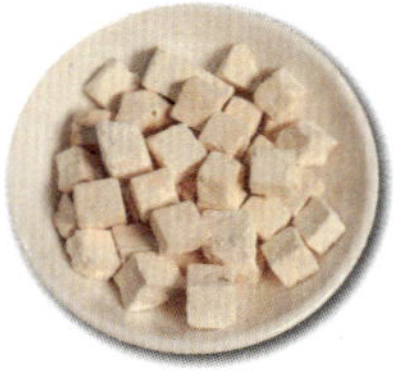

药食同源食材

天麻、陈皮、茯苓、薏米、肉豆蔻等。

日常食材

高粱、茼蒿、橘、石榴、枇杷、紫菜、海带、蚕豆、荸荠、丝瓜、黄瓜、竹笋、赤小豆、冬瓜、白萝卜、胡萝卜、玉米、芹菜、卷心菜、白菜等。

药膳推荐

茯苓薏米天麻粥（约 2 人量）

用　料

茯苓粉 10 克，天麻 5 克，薏米 20 克，粳米 50 克，陈皮少许。

做　法

1. 薏米提前淘洗干净，用水泡软。
2. 把天麻、茯苓粉、粳米和泡好的薏米放入砂锅里，加入适量水，大火煮沸后改小火熬制成粥。
3. 往粥里放入洗净的陈皮碎，焖 20 分钟，出锅即可。

功效 健脾祛湿，化痰平眩。

小贴士

阴虚燥热者慎用。

豆蔻陈皮鲫鱼羹（约 2 人量）

用　料

鲫鱼 2 条，肉豆蔻 5 克，陈皮 3 克，生姜 2 片，胡椒粉、盐各适量。

做 法

1. 鲫鱼去鳞、鳃、内脏，洗净；陈皮泡软。

2. 肉豆蔻研末，放入鲫鱼肚内。

3. 陈皮、生姜放入锅内，加清水适量，煮开后放入鲫鱼，小火煲1小时，放入少许盐、胡椒粉调味即可。

功效 益气健脾，化湿行气。

小贴士

鲫鱼汤中嘌呤含量较高，建议痛风及高尿酸血症者可以弃汤食用鱼肉，或缩短烹饪时间，少量食用。

【气血亏虚 补益气血 调养心脾】

食材推荐

药食同源食材

人参、党参、黄芪、当归、龙眼肉、大枣、茯苓、酸枣仁等。

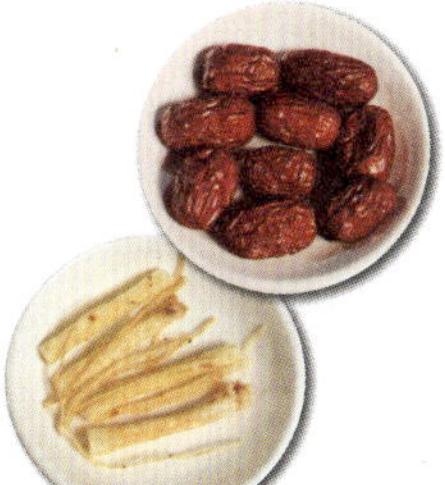

日常食材

粳米、糯米、大麦、栗子、粟米、番薯、马铃薯、牛乳、鸡肉、鹅肉、牛肉、羊肉、花生、木耳、葡萄、苹果、樱桃、鹅蛋、鸽蛋、鹌鹑蛋、黄花鱼、鳝鱼、鳜鱼、黑鱼、鲫鱼、鲤鱼、椰子等。

药膳推荐

党参黄芪焖肋排 （约2人量）

用 料

党参10克，黄芪10克，肋排200克，大枣3颗，姜、盐、食用油、酱油各适量。

做　法

1. 肋排焯水后捞出，用热水冲洗干净；姜切片；党参、黄芪洗净备用。

2. 锅中放入少许食用油，待油七分热时，将肋排放入锅中，煎至两面金黄。

3. 砂锅中放入党参、黄芪，加入 500 毫升清水，煮 30 分钟后将党参和黄芪捞出，留党参黄芪水。

4. 将肋排、大枣放入砂锅中稍煮，汤汁较少时加入盐、酱油、姜片，大火收汁即可。

功效 补益气血，调养心脾。

酸枣仁桂圆饮 （约 2 人量）

用　料

桂圆 3 个，酸枣仁 5 克，大枣 3 颗，红糖少许。

做　法

1. 酸枣仁捣碎后用纱布包好，大枣略微焙焦香。

2. 将所有用料放入壶中，加入清水，烧开后小火煮 20 分钟即可。

功效 养血安神，益肾固精。

水肿

水肿是体内水液潴留，泛滥肌肤，表现以头面、眼睑、四肢、腹背，甚至全身浮肿为特征的一类病证。水肿可分为阳水和阴水，阳水属实，由风、湿、热、毒诸邪导致水气的潴留；阴水多属本虚标实，因脾肾虚弱，而致气不化水。水肿是多种疾病的一个症状，包括西医学中的肾性水肿、心性水肿、肝性水肿、营养不良性水肿、功能性水肿、内分泌失调引起的水肿等。本节论及的水肿主要以肾性水肿为主，包括急慢性肾小球肾炎、肾病综合征、继发性肾小球疾病等。其他水肿的辨治，可以参照本节内容。

【症状表现】

水肿初起多从眼睑开始，继则延及头面、四肢、腹背，甚者肿遍全身，也有的水肿先从下肢足胫开始，然后及于全身。轻者仅眼睑或足胫浮肿；重者全身皆肿，肿处皮肤绷急光亮，按之凹陷即起，或皮肤松弛，按之凹陷不易恢复，或按之如泥；甚则腹大胀满，气喘不能平卧；更严重者可见尿闭或尿少，恶心呕吐，口有秽味，鼻衄，牙宣，头痛，抽搐，神昏谵语等危象。

【辨证分型】

水肿一证，是全身气化功能障碍的一种表现。具体而言，水肿发病的基本病理变化为肺失通调，脾失转输，肾失开阖，三焦气化不利。其病位在肺、脾、肾，而关键在肾。病理因素为风邪、水湿、疮毒、瘀血。老年人群常见脾肾阳衰和瘀水互结两种分型。

脾肾阳衰

肾阳虚衰，火不暖土，则脾阳也虚，土不制水，则致水肿。主要症状是面浮身肿，腰以下为甚，按之凹陷不易恢复，气促，脘腹胀闷，纳减便溏，食少，面色不华或㿠白，神倦肢冷，腰部冷痛酸重，小便短少，舌质淡胖，苔白腻或白滑，脉沉缓或沉迟无力。施膳原则是健脾温肾、化气利水。

瘀水互结

水停湿阻，气滞血瘀，三焦气化不利，而致水肿。主要症状是水肿延久不退，肿势轻重不一，四肢或全身浮肿，以下肢为主，皮肤瘀斑，腰部刺痛，或伴血尿，舌紫暗，苔白，脉沉细涩。施膳原则是活血祛瘀，化气行水。

【脾肾阳衰 健脾温肾　化气利水】

食材推荐

药食同源食材

干姜、草果、肉桂、生姜、杜仲叶、茯苓、刀豆、白扁豆花等。

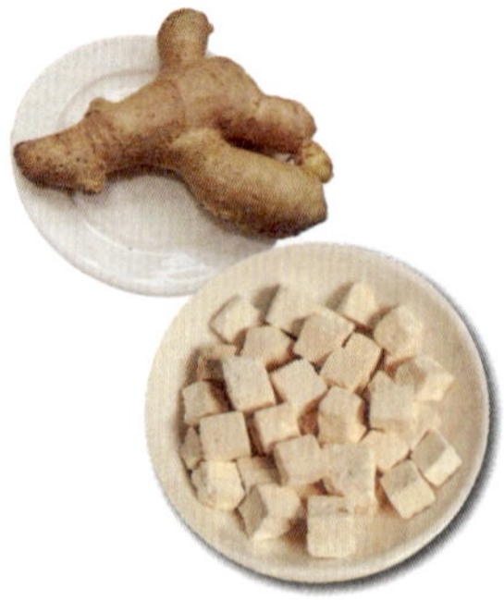

日常食材

鸡肉、雀肉、羊肉、狗肉、鹿肉、牛鞭、猪肚、羊骨、黄鳝、对虾、葱白、桂皮、韭菜、核桃仁、黄豆、黑豆、红豆、蚕豆、豇豆等。

药膳推荐

冬瓜皮黑豆汤 （约 2 人量）

用 料

冬瓜皮 40 克，黑豆 15 克，薏米 10 克，姜 5 克，盐 2 克。

做 法

1. 冬瓜皮洗净，切块；黑豆、薏米用清水浸泡 1 小时，洗净；姜洗净，切片。
2. 瓦罐置火上，加适量水，下入冬瓜皮、黑豆、薏米、姜片，大火煮沸后转小火煲约 1 小时，加盐调味即可。

功效 健脾利湿、利尿消肿。

肉桂煮甜梨 （约 2 人量）

用 料

肉桂 3 克，玉米须 1 克，雪花梨 1 个，红糖适量。

做 法

1. 雪花梨洗净，削皮，切块；肉桂捣碎。
2. 将梨块、红糖及半份肉桂放入锅中，加入适量清水，大火煮开后转小火煮 15 分钟，再将剩余肉桂和玉米须放入锅中，稍煮即可。

功效 利尿消肿。

【瘀水互结 活血祛瘀　化气行水】

食材推荐

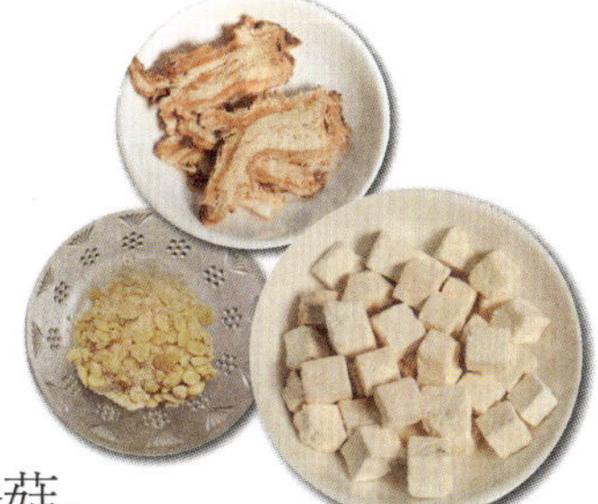

药食同源食材

当归、桃仁、茯苓、赤小豆、昆布等。

日常食材

高粱、粳米、粟米、萝卜、茄子、黑大豆、香菇、栗子、鲫鱼、牛肉、红豆、薏米、黄豆等。

药膳推荐

白茅根茶饮 （约 1 人量）

用　料

白茅根 3 克，玉米须 1 克，红枣 2 颗。

做　法

将三者放入养生壶中，加入清水煮开，待水温适宜即可饮用。

功效 清热利胆、利水消肿。

茯苓核桃糕 （约 2 人量）

用　料

茯苓粉 50 克，黑芝麻粉 15 克，熟核桃粉 15 克，面粉 200 克，肉桂粉 10 克，盐 5 克，酵母 2 克，泡打粉 3 克，亚麻籽油适量。

做　法

1. 将核桃粉、黑芝麻粉、茯苓粉、肉桂粉、盐、酵母、面粉、泡打粉和亚麻籽油混合搅拌成团，然后用模具压出漂亮的形状。
2. 放入烤箱中，180℃烤 20 分钟即可。

功效 温经通脉、消瘀消水。

郁证

郁证是由情志不舒、气机郁滞所致，以心情抑郁、情绪不宁、胸部满闷、胁肋胀痛，或易怒喜哭，或咽中如有异物梗塞等症为主要临床表现的一类病证。根据郁证的临床表现及其以情志内伤为致病原因的特点，主要见于西医学的神经衰弱、癔症及焦虑症等。另外，也见于更年期综合征及反应性精神病。当这些疾病出现郁证的临床表现时，可参考本节辨证论治。

【症状表现】

郁证有实证和虚证之分，实证病程较短，表现精神抑郁，胸胁胀痛，咽中梗塞，时欲太息，脉弦或滑；虚证则病已久延，症见精神不振，心神不宁，心慌，虚烦不寐，悲忧善哭，脉细或细数等。

【辨证分型】

郁证成因主要为七情所伤，情志不遂，或郁怒伤肝，导致肝气郁结而为病，故病位主要在肝，其次涉及心、脾、肾。肝喜条达而主疏泄，长期肝郁不解，情怀不畅，肝失疏泄，可引起脾失健运、心失所养、脏腑阴阳气血失调。由于本病始于肝失条达，疏泄失常，故以气机郁滞不畅为先。老年人群实证常见肝气郁结，虚证常见心神失养。

肝气郁结

情志不遂，或郁怒伤肝，导致肝气郁结，横逆乘土，则出现肝脾失和之证。主要症状是精神抑郁，情绪不宁，胸部满闷，胁肋胀痛，痛无定处，脘闷嗳气，不思饮食，大便不调，苔薄腻，脉弦。施膳原则是疏肝解郁，理气畅中。

心神失养

肝郁化火，火郁伤阴，而致心神失养。主要症状是精神恍惚，心神不宁，多疑易惊，悲忧善哭，喜怒无常，或时时欠伸，或手舞足蹈、骂詈喊叫等，舌质淡，脉弦。施膳原则是甘润缓急，养心安神。

【肝气郁结 疏肝解郁　理气畅中】

食材推荐

药食同源食材

玫瑰花、佛手、香橼、代代花、菊花等。

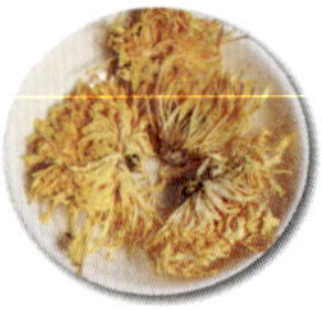

日常食材

橘子、荔枝、金针菜、茴香、大蒜、洋葱、茉莉花等。

药膳推荐

清肝茶（约1人量）

用　料

茉莉花3克，橙子2片，蜂蜜适量。

做　法

将茉莉花、橙子放入杯中，冲入开水，待水温时放入蜂蜜调味，即可饮用。

功效 平肝解郁。

小贴士

脾胃虚弱者慎用。

茴香苗拌菊花（约2人量）

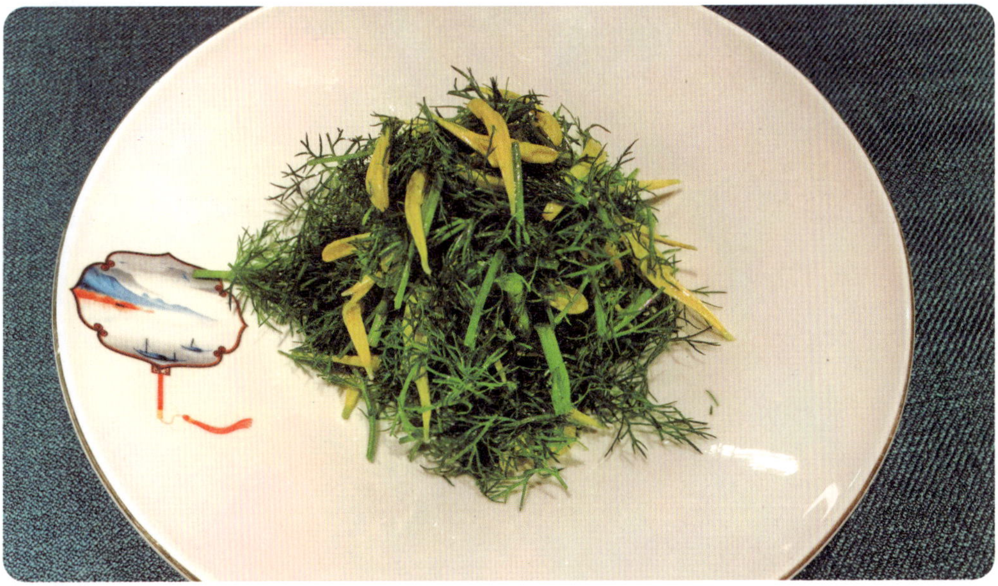

用　料

茴香苗100克，鲜菊花1朵，香油、盐、味精各适量。

做　法

1. 茴香苗洗净，切段；菊花取瓣，用淡盐水清洗。
2. 将茴香苗和菊花瓣放入盘中，加入调味料，拌均匀即可。

功效 疏肝理气、安神泻火。

【心神失养 甘润缓急　养心安神】

食材推荐

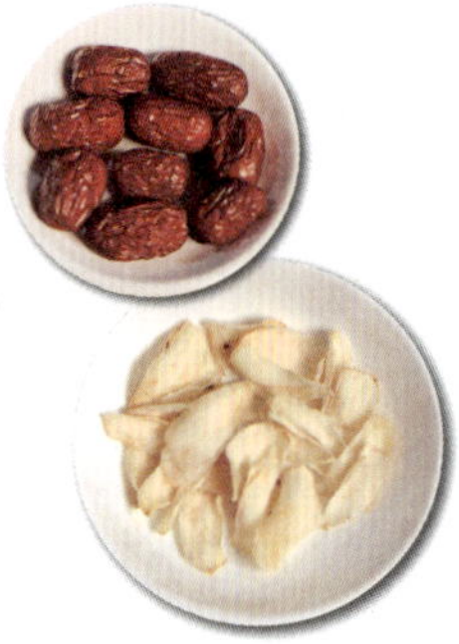

药食同源食材

大枣、酸枣仁、龙眼肉、百合、灵芝等。

日常食材

小麦、龙眼、黑木耳、大枣、黑芝麻、猪心等。

药膳推荐

茯苓酸枣仁炖猪心（3 ~ 4 人量）

用　料

茯苓 6 克，灵芝 6 克，酸枣仁 6 克，猪心 100 克，大枣 3 颗，生姜、盐各适量。

做　法

1.将药材洗净备用；把猪心洗净，切块，焯水。

2.将所有用料一起放入炖盅，同炖 1 ~ 1.5 小时即可。

功效 益气安神、健脾养心。

小麦红枣排骨汤（3 ~ 4 人量）

用　料

红枣 6 颗，甘草 15 克，小麦 100 克，排骨 200 克，白萝卜 200 克，盐少许。

做　法

1.小麦淘净，以清水浸泡 1 小时，沥干；红枣、甘草洗净。

2.排骨洗净，切块，汆水，捞起洗净；白萝卜削皮，洗净，切块。

3.所有用料放入锅中，加足量清水，以大火煮沸后转小火炖 30 分钟即可。

功效 养心安神，补脾益气。

消渴

消渴是以多饮、多食、多尿、乏力、消瘦，或尿有甜味为主要临床表现的一种疾病。根据消渴病的临床特征，其主要是指西医学的糖尿病。其他如尿崩症等，如具有多尿、烦渴的临床特点，与消渴病有某些相似之处者，亦可参考本节辨证论治。

【症状表现】

特征性的症状有口渴多饮、多食易饥、尿频量多、形体消瘦、乏力或尿有甜味等，也有的患者“三多”症状不显著，有的在较长时间内表现为形体肥胖。病久常并发眩晕、肺痨、胸痹心痛、中风、雀目、疮痈等。

【辨证分型】

禀赋不足、饮食失节、情志失调、劳欲过度等原因均可导致消渴。消渴病变的脏腑主要在肺、胃、肾，其病机主要在于阴津亏损，燥热偏胜，而以阴虚为本，燥热为标，两者互为因果。一般初病多以燥热为主，病程较长者则阴虚与燥热互见，日久则以阴虚为主，进而由于阴损及阳，导致阴阳俱虚。老年人常见胃热炽盛、气阴亏虚、阴阳两虚型。

胃热炽盛

胃火内炽，胃热消谷，耗伤津液，发为消渴。主要症状是多食易饥，口渴，尿多，形体消瘦，大便干燥，苔黄，脉滑实有力。施膳原则是清胃泻火，养阴增液。

气阴亏虚

阴不足，脾失健运，不能转输水谷精微，则水谷精微下流注入小便，不能濡养肌肉。主要症状是口渴引饮，能食与便溏并见，或饮食减少，精神不振，四肢乏力，体瘦，舌质淡红，苔白而干，脉弱。施膳原则是益气健脾，生津止渴。

阴阳两虚

阴损及阳，肾阳衰微，肾失固摄，发为消渴。主要症状是小便频数，混浊如膏，甚至饮一溲一，面容憔悴，耳轮干枯，腰膝酸软，四肢欠温，畏寒肢冷，阳痿或月经不调，舌苔淡白而干，脉沉细无力。施膳原则是滋阴温阳，补肾固涩。

【胃热炽盛 清胃泻火　养阴增液】

食材推荐

药食同源食材

栀子、铁皮石斛、马齿苋、余甘子、枳椇子、菊苣、鲜白茅根、布渣叶、葛根等。

日常食材

大麦、玉米、绿豆、苦瓜、西瓜、甘蔗、茭白、梨、粟米、冬瓜、芹菜、苦菊、菊苣、马齿苋、白菜、葛粉、豆腐、笋等。

药膳推荐

药膳石斛鸭 （3～4人量）

用 料

石斛8粒，老鸭1只，莲子、薏米适量，铁棍山药1根，葱、姜、盐、料酒各适量。

做 法

1.将石斛、薏米洗净，放入砂煲中，加水煲约20分钟。

2.将老鸭斩大块，焯水去血沫；铁棍山药去皮，洗净，切段。

3.将老鸭和铁棍山药放入砂煲中，同时加入葱、姜、料酒，中火煲约1小时后放入莲子，再煲30～40分钟，加少量盐调味即可。

功效 益胃生津、滋阴降燥。

马齿苋猪肉烧冬笋 （约2人量）

用 料

马齿苋（干品）6克，冬笋1根，猪肉50克，干贝、瑶柱、姜、食用油、盐、酱油各适量。

做 法

1.将冬笋切块焯水，马齿苋泡软备用，干贝、瑶柱浸泡片刻。

2.热锅下油，放入姜、猪肉、干贝、瑶柱煸香，倒入冬笋块，翻炒片刻，加入马齿苋和少量水，烧至熟，加入酱油、少量盐调味即可出锅。

功效 清热润燥。

小贴士

脾胃虚弱者慎用。

【气阴亏虚 益气健脾 生津止渴】

食材推荐

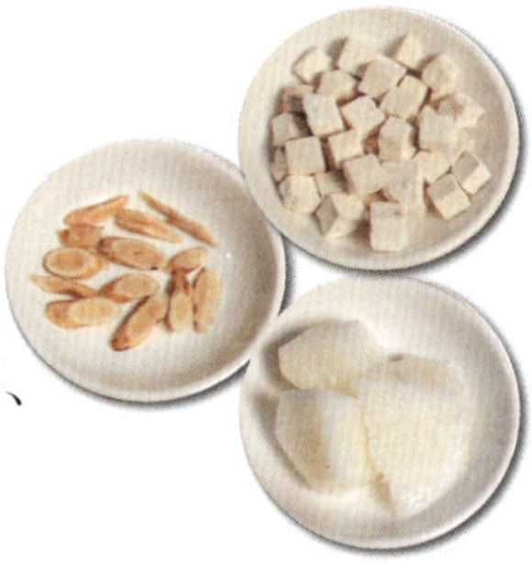

药食同源食材

党参、黄芪、茯苓、山药、葛根、桑葚等。

日常食材

小麦、粟米、番薯、山药、鹅肉、胡萝卜、银耳、木耳、燕窝、猪肉、驴肉、牛乳、羊乳、苹果、乌骨鸡、白鸭肉、鸡蛋等。

药膳推荐

葛根百合水 （约 2 人量）

用 料

干葛根 10 克，银耳 1 朵，干百合 10 克，甘蔗 100 克。

做 法

1. 将葛根、银耳、干百合泡水约 1 小时。甘蔗切成小块。
2. 将所有用料放入砂锅中，加足量清水，煲约 1 小时至银耳软烂即可。

功效 养阴润肺、生津止渴。

茯苓山药百合粥 （约 2 人量）

用 料

茯苓 10 克，干百合 10 克，山药 50 克，糙米 50 克。

做 法

1. 茯苓磨成细粉，百合用温水浸泡 1 小时，山药切小块，糙米洗净，备用。
2. 将水倒入砂锅中，煮开后加入糙米、百合和山药，大火烧开后转小火煮 30 分钟左右，中途搅拌一下，以免粥粘锅。

3.加入茯苓粉，煮 15 分钟左右，搅匀即可。

功效 健脾益胃、滋养肝肾。

【阴阳两虚 · 滋阴温阳　补肾固涩】

食材推荐

药食同源食材

山茱萸、枸杞子、山药、肉苁蓉、肉桂、益智仁、黄精等。

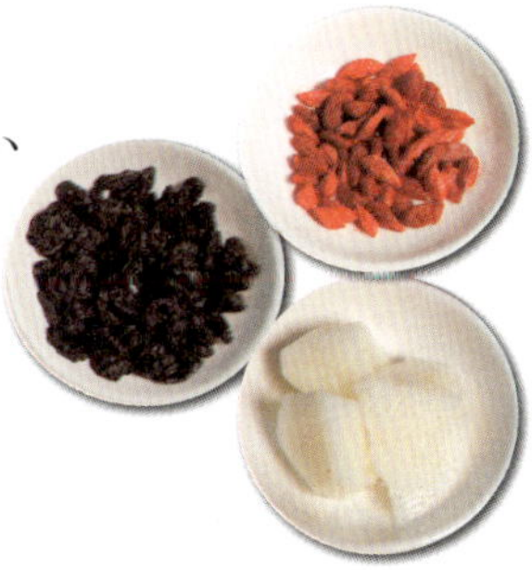

日常食材

补阳：籼米、糯米、高粱、栗子、牡蛎、核桃、鹌鹑、韭菜、鹿肉、牛肉、羊肉等。

补阴：甘薯、山药、鹅肉、猪肉、栗子、鳖、银耳、香菇、菠菜、燕窝、胡萝卜、乌骨鸡等。

药膳推荐

黄精肉片　（约 2 人量）

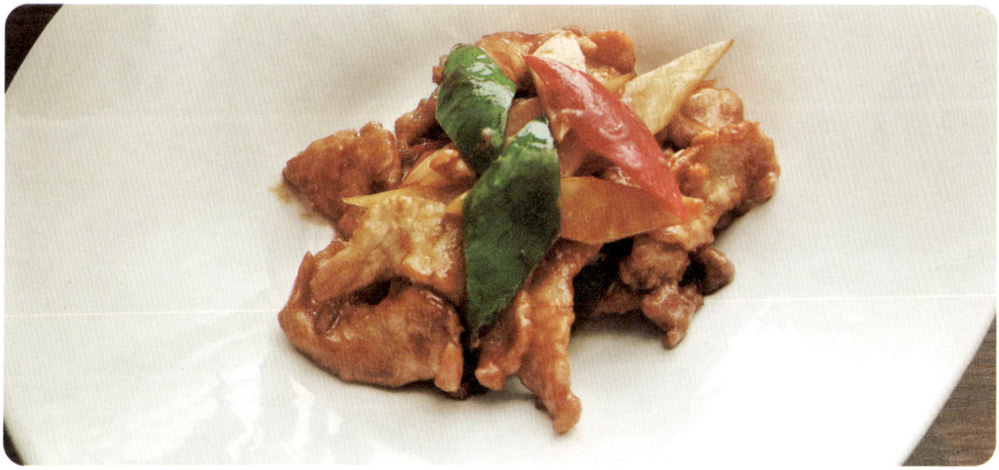

用　料

鲜黄精 20 克，牛肉片 200 克，彩椒、葱、姜、蒜、鸡蛋清、花生油、蚝油、食盐、白糖、淀粉各适量。

做　法

1. 牛肉片加蛋清、盐、淀粉上浆。
2. 鲜黄精去皮，切菱形片；彩椒切菱形片。
3. 锅中加水烧开，加入黄精片，加白糖少许，煮 1 分钟捞出。
4. 炒锅加花生油，将肉片滑熟捞出。另起锅爆香葱、姜、蒜，淋入蚝油，加肉片、黄精、彩椒翻炒，淋入水淀粉，打薄芡即可。

功效 养阴润肺，补脾助阳。

小贴士

黄精滋腻，脾胃虚弱者慎用。

盐焗鲜山药 （3 ~ 4 人量）

用　料

新鲜铁棍山药 300 克，肉桂粉 5 克，食盐 5 克，粗盐 500 克。

做　法

1. 山药洗净、去皮、切块，放入食盐、肉桂粉腌制，用锡纸包好。
2. 锅中放入粗盐炒热，将包好的山药放入，加盖，焖熟即可。

功效 补脾养肺，固肾益精。

自汗

自汗是指由于阴阳失调，腠理不固，而致汗液外泄失常的病证。其不因外界环境因素的影响，而白昼时时汗出，动辄益甚。自汗既可单独出现，也常见伴于其他疾病的过程中。本节着重讨论单独出现的自汗。至于由其他疾病引起者，在治疗原发疾病的基础上，可参考本节辨证论治。西医学中的甲状腺功能亢进、自主神经功能紊乱、风湿热、结核病等所致的自汗亦可参考本节辨证论治。

【症状表现】

表现为白昼时时汗出，动则益甚，常伴有气虚不固的症状。

【辨证分型】

自汗主要由以下两方面的原因形成：一是肺气不足或营卫不和，以致卫外失司而津液外泄；二是由于阴虚火旺或邪热郁蒸，逼津外泄。病机总属阴阳失调，腠理不固，营卫失和，汗液外泄失常。老年人常见肺卫不固、心血不足、阴虚火旺型。

肺卫不固

肺气不足，表虚失固，营卫不和，致汗液外泄。主要症状是汗出恶风，稍劳汗出尤甚，或表现半身、某一局部出汗，易感冒，体倦乏力，周身酸楚，面色㿠白少华，苔薄白，脉细弱。施膳原则是益气固表。

心血不足

汗为心之液，心血耗伤，心液不藏，则汗液外泄。主要症状是自汗或盗汗，心悸少寐，神疲气短，面色不华，舌质淡，脉细。施膳原则是养血补心。

阴虚火旺

因虚火内灼，逼津外泄而汗出。主要症状是夜寐盗汗，或有自汗，五心烦热，或兼午后潮热，两颧色红，口渴，舌红少苔，脉细数。施膳原则是滋阴降火。

【肺卫不固 · 益气固表】

食材推荐

药食同源食材

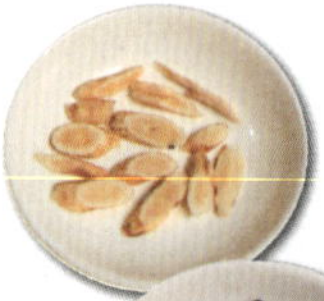

桂枝、黄芪、党参、人参、太子参、牡蛎、山茱萸等。

日常食材

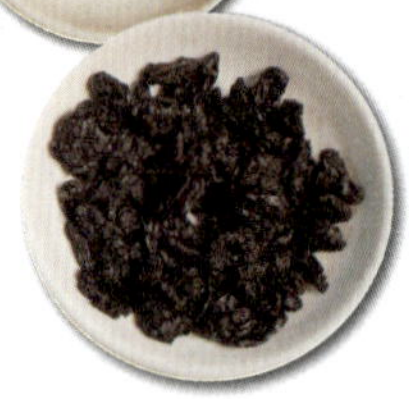

小麦、糯米、粳米、籼米、黄豆、扁豆、山药、鹅肉、鸡肉、兔肉、鲢鱼、鲈鱼、番薯、猪肺、猪肉、杏仁等。

药膳推荐

党参炖排骨 （约 2 人量）

用　料

党参 5 克，黄芪 5 克，排骨 200 克，红枣 5 颗，姜、盐各适量。

做　法

1.将排骨洗净，剁成小块，放入水中浸泡后去血水。

2.在锅里放适量的水，将洗净的黄芪、党参、生姜、红枣放进锅里，大火煎煮半小时。

3.把备好的排骨放入汤锅里，改小火再炖煮 2 小时，待排骨熟透，加入适量盐调味。

功效 补中益气，益卫固表。

参百猪肺汤 （约 2 人量）

用　料

党参 15 克，百合 30 克，猪肺 100 克，盐适量。

做　法

1.用盐将猪肺洗净，切片备用；党参、百合择去杂质，洗净。

2.将党参、百合和猪肺放入锅中，加水同煮至熟，加盐调味即可。

功效 补中益气，健脾益肺。

【心血不足 养血补心】

食材推荐

药食同源食材

人参、黄芪、当归、茯苓、龙眼肉、阿胶、大枣等。

日常食材

大枣、牛肉、猪心、桑葚、猪血、猪肝、羊肝、大豆、花生、桂圆、核桃、黑芝麻、鳝鱼、鳜鱼、海参、龟、乌贼等。

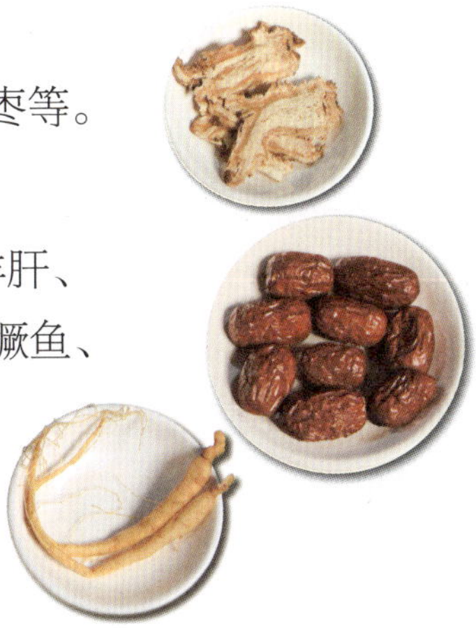

药膳推荐

排骨龙眼肉 （约 2 人量）

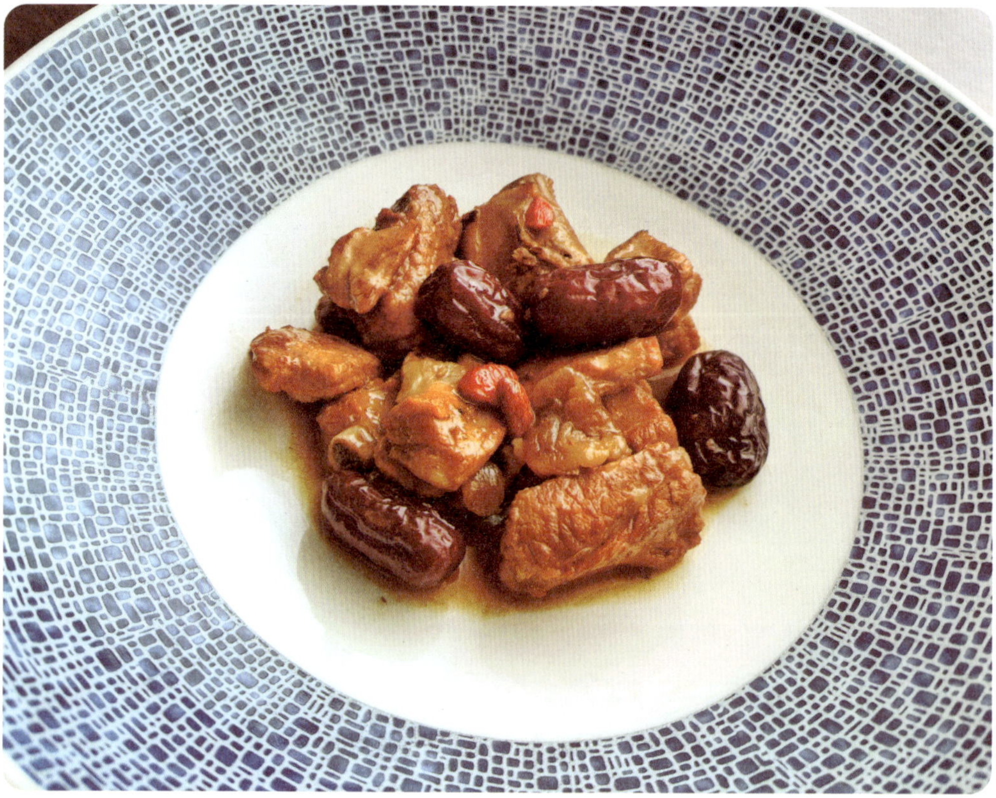

用　料

龙眼 100 克，枸杞子 2 克，红枣 4 颗，排骨 200 克，姜片、胡椒、盐、生抽、蚝油、淀粉、香油各适量。

做　法

1. 将鲜龙眼去壳、去核，红枣去核，排骨清洗后剁块备用。
2. 将排骨放入盆中，加入姜片、胡椒、生抽、蚝油、盐、淀粉抓匀，倒入龙眼肉、红枣、枸杞子，搅拌均匀后淋少许香油。
3. 装盘后放入蒸锅中，等水开后蒸 20 ～ 30 分钟即可。

功效 补益心脾，养血安神。

桂圆奶冻 （约 2 人量）

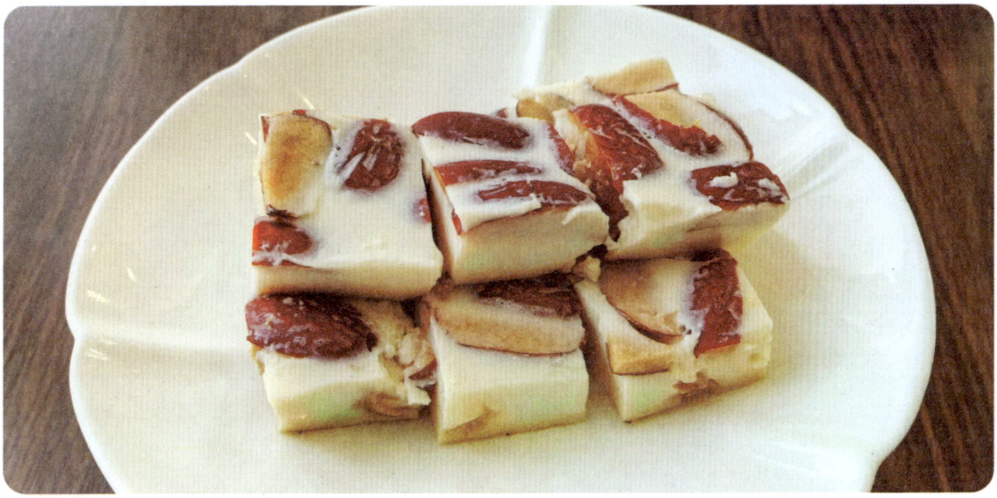

用　料

桂圆 10 克，阿胶粉 5 克，红枣数颗，牛奶 200 毫升，吉利丁 1 片。

做　法

1. 将桂圆和牛奶放入锅中稍微加热，放入阿胶粉搅拌至溶化后关火。
2. 趁热放入吉利丁、红枣，搅拌均匀，冷藏定型后即可食用。

功效 补血滋阴，滋补肝肾。

小贴士

牛乳滋阴，阿胶滋腻，脾胃虚弱、运化能力差者服用后容易腹胀，宜慎用，乳糖不耐者慎用。

【阴虚火旺 滋阴降火】

食材推荐

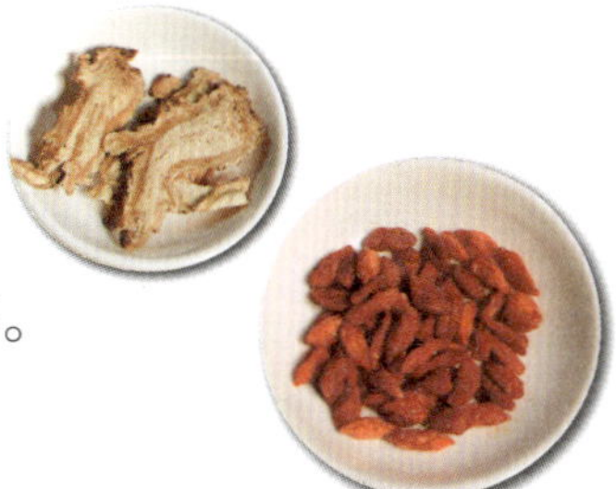

药食同源食材

当归、乌梅、百合、枸杞子、菊花、蜂蜜等。

日常食材

猪肉、栗子、银耳、香菇、菠菜、燕窝、胡萝卜、乌骨鸡、百合、雪梨、甘蔗、牛奶、羊奶、豆腐、对虾、乌贼等。

药膳推荐

乌梅三豆饮 （约2人量）

用 料

乌梅3颗，绿豆、黄豆、黑豆各20克，冰糖适量。

做 法

将各种豆子浸泡半日后，与乌梅一起放入锅中，加入足量清水，熬煮至豆子软烂，加入适量冰糖调味即可食用。

功效 滋阴清热，扶助正气。

百合虾球 （约2人量）

用 料

百合1头，虾肉150克，胡萝卜半根，料酒、胡椒粉、淀粉、食用油、鸡汤各适量。

做 法

1.鲜百合洗净；虾肉剁成虾泥；胡萝卜洗净，切细丁。

2.虾泥中加入料酒、胡椒粉、胡萝卜丁、少许淀粉、少许食用油搅拌上劲。

3.将虾泥团成球，百合插在虾球上，制作成荷花、桃花等造型。

4.将百合虾球放入蒸锅中，上气后蒸15分钟，取出后浇上鸡汤即可。

功效 养阴润肺，安神益智。

腰痛

腰痛又称“腰脊痛”，是指因外感、内伤或挫闪导致腰部气血运行不畅，或失于濡养，引起腰脊或脊旁部位疼痛为主要症状的一种病证。西医学的腰肌纤维炎、强直性脊柱炎、腰椎骨质增生、腰椎间盘病变、腰肌劳损等腰部病变，以及某些内脏疾病，凡以腰痛为主要症状者，可参考本节辨证论治。

【症状表现】

以自觉一侧或两侧腰痛为主症，或痛势绵绵，时作时止，遇劳则剧，得逸则缓，按之则减；或痛处固定，胀痛不适；或痛如锥刺，按之痛甚。

【辨证分型】

腰痛病因为内伤、外感与跌仆挫伤，基本病机为筋脉痹阻，腰府失养。内伤多责之禀赋不足，肾亏腰府失养；外感为风、寒、湿、热诸邪痹阻经脉，或劳力扭伤，气滞血瘀，经脉不通而致腰痛。腰痛治疗当分标本虚实，老年人常见寒湿、肾阳虚型。

寒湿腰痛

因寒湿闭阻，滞碍气血，经脉不利，不通则痛。主要症状为腰部冷痛重着，转侧不利，逐渐加重，静卧病痛不减，寒冷和阴雨天则加重。舌质淡，苔白腻，脉沉而迟缓。施膳原则是散寒行湿，温经通络。

肾阳虚

肾阳不足，不能温煦筋脉，故发生腰痛。主要症状是腰部隐隐作痛，酸软无力，缠绵不愈，局部发凉，喜温喜按，遇劳更甚，卧则减轻，常反复发作，少腹拘急，面色㿠白，肢冷畏寒。舌质淡，脉沉细无力。施膳原则是补肾壮阳，温煦经脉。

【寒湿腰痛 散寒行湿　温经通络】

食材推荐

药食同源食材

干姜、桂枝、茯苓、杜仲叶、藿香、荜茇等。

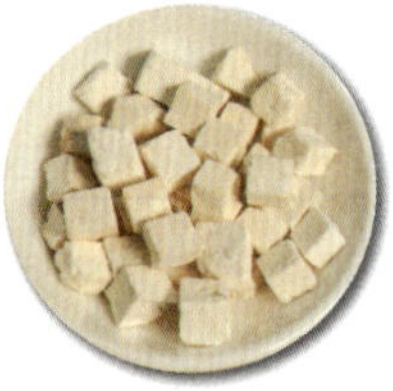

日常食材

韭菜、香菇、南瓜、洋葱、核桃、栗子、豇豆、辣椒、羊肉、牛肉、牛鞭、鸡肉、狗肉、鹿肉、黄鳝、葡萄、桂皮、红茶、芡实、雀蛋等。

药膳推荐

木瓜排骨汤（约2人量）

用　料

木瓜（干品）6克，排骨200克，生姜4片，大枣3颗，盐适量。

做　法

1.将排骨洗净，剁块，备用。

2.将木瓜、排骨、生姜放入汤煲中，加入足量清水，大火烧开后，转小火煮 30 分钟。

3.放入大枣，继续炖煮 20 分钟，加入适量盐调味即可出锅。

功效 祛湿除痹，舒筋活络。

姜汤面 （约 2 人量）

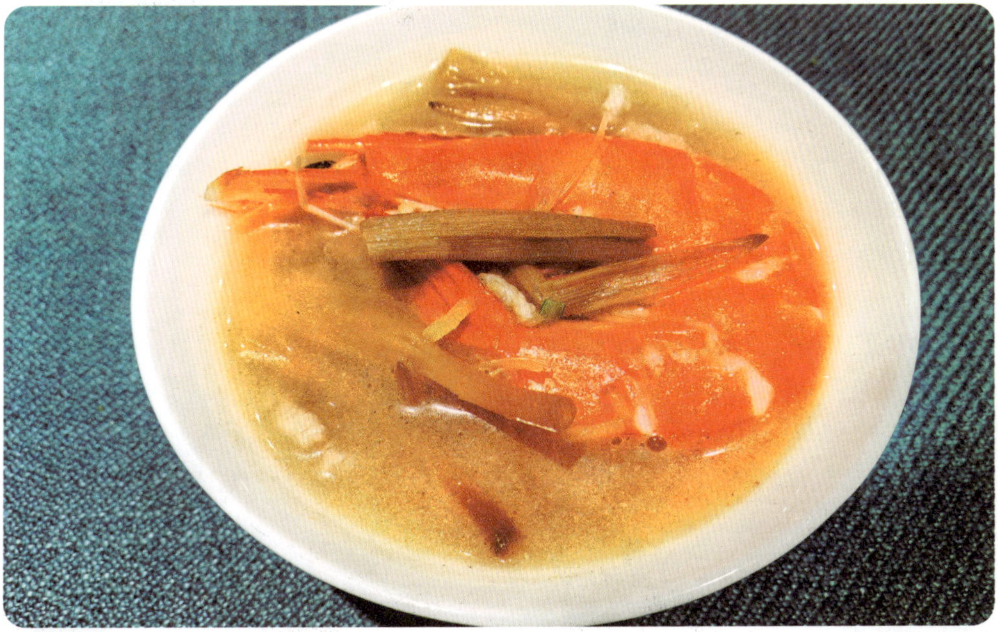

用 料

生姜 50 克，猪肉丝 50 克，鲜面条 200 克，虾 2 只，干香菇 4 朵，干黄花菜、青菜、食用油、盐各适量。

做 法

1.用榨汁机把姜榨成姜汁备用；干香菇、干黄花菜泡发，洗净，备用；青菜洗净，备用。

2.锅中放入少许食用油，将肉丝炒熟，然后倒入姜汁，加适量水，放入香菇、黄花菜，大火煮至水沸腾。

3.水开后加入面条，煮至将熟时放入虾和青菜，煮熟后加盐调味即可。

功效 益气温经，活血通痹。

【肾阳虚 补肾壮阳　温煦经脉】

食材推荐

药食同源食材

肉桂、杜仲、山茱萸、山药、覆盆子、韭菜籽、茴香等。

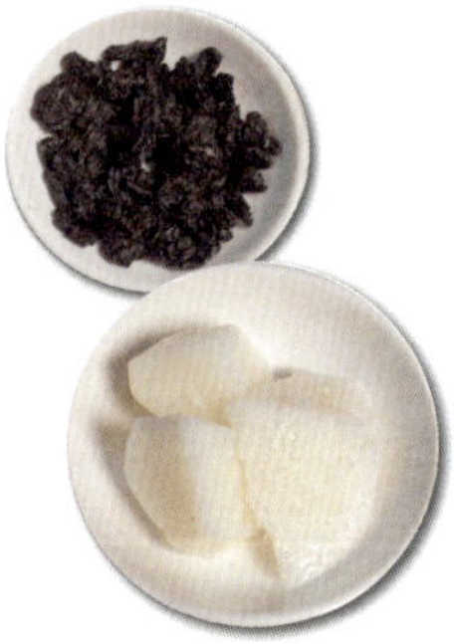

日常食材

鸡肉、雀肉、羊肉、狗肉、鹿肉、牛鞭、猪腰子、羊骨、黄鳝、黑鱼、对虾、桂皮、韭菜、核桃仁、雀蛋、枸杞子、胡桃肉、茴香等。

药膳推荐

杜仲叶烧豆腐（约 2 人量）

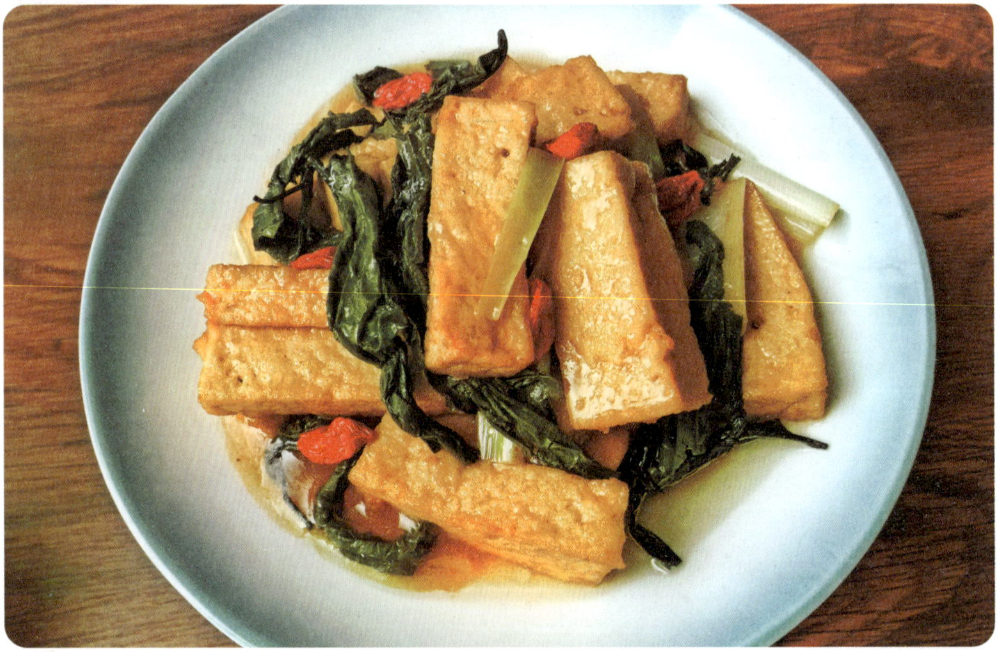

用　料

杜仲叶 3 克，豆腐 200 克，葱、枸杞子、盐、酱油、食用油各适量。

做 法

1.将豆腐切成片。锅中放食用油，倒入豆腐，煎至两面金黄，加入葱、盐、酱油，稍微煸炒上色。

2.向锅中倒入适量热水，放入杜仲叶、枸杞子，焖煮3分钟即可出锅。

功效 补肾助阳、强筋益骨。

肉苁蓉羊肉汤 （约2人量）

用 料

肉苁蓉5克，羊肉200克，萝卜200克，葱、姜、香菜、盐、料酒各适量。

做 法

1.羊肉切块，焯水；萝卜洗净，滚刀切块。

2.取砂锅，放入羊肉、肉苁蓉、萝卜、姜、葱，倒入清水。

3.大火烧开后，调入料酒，改小火炖1个小时，放入盐调味，起锅放香菜。

功效 滋补暖阳，益肾补精。

骨质疏松

骨质疏松是因年老肾亏、气血不足，或复因寒湿之邪侵袭，使气血凝滞，络脉不通，筋脉失养而出现的以腰背酸痛、四肢疼痛麻木感、驼背、易骨折等为主要表现的一种病证。属中医学的“骨痿”“骨痹”范畴。

【症状表现】

疼痛是骨质疏松最常见、最主要的症状，腰背疼痛最多见，有时可伴有四肢疼痛和麻木感，身长缩短、驼背也是骨质疏松的重要临床表现，有的还可出现脊柱后侧凸、鸡胸等胸廓畸形。骨折是骨质疏松的主要后果。

【辨证分型】

《素问·六节脏象论》曰：“肾者，主蛰，封藏之本，精之处也，其华在发，其充在骨。”因此，本病的发生、发展与“肾气”密切相关。本病病位在骨，证属本虚标实，脾肾亏虚为本，尤以肾虚为主，寒湿血瘀为标。老年患者最常见的为肾虚精亏、正虚邪侵两型。

肾虚精亏

肾阳虚衰，不能充骨生髓，致使骨松不健；肾阴亏虚，精失所藏，不能养髓。肾阳虚者可出现腰背疼痛，腿膝酸软，易出现胸椎、腰椎压缩性骨折，驼背弯腰、身高变矮，畏寒喜暖，小便频多且夜尿多。肾阴虚者除腰背疼痛、腿膝酸软，易发生骨折外，常有手足心热，咽干舌燥。施膳原则是补肾填精。

正虚邪侵

正虚而卫外不固，外邪乘虚而入，气血痹阻，骨失所养，髓虚骨疏。主要症状表现为骨痛，腰背疼痛，腿膝酸软，易发生骨折。施膳原则是扶正固本。

【肾虚精亏 补肾填精】

食材推荐

药食同源食材

枸杞子、山茱萸、山药、肉桂、杜仲叶、黑豆等。

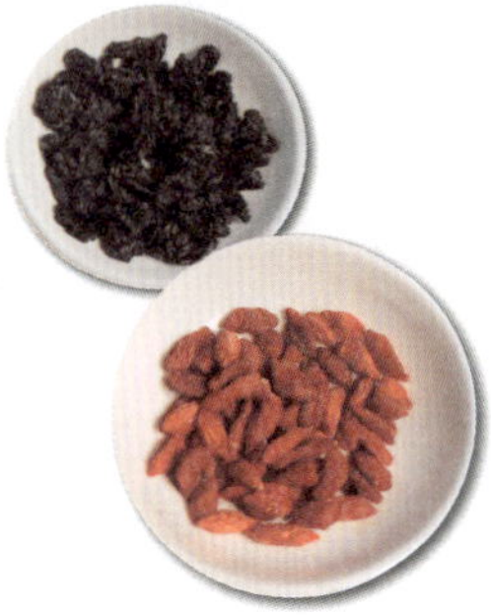

日常食材

核桃、鹌鹑、泥鳅、牛肉、粟米、黑豆、乌骨鸡、猪肉、栗子、银耳、香菇、菠菜、燕窝、甘蓝、鸽蛋、雀蛋等。

药膳推荐

枸杞黑豆炖排骨 （3 ~ 4 人量）

用 料

枸杞子 20 克，黑豆 100 克，排骨 500 克，生姜 1 块，食盐适量。

做 法

1. 黑豆洗净，提前浸泡一晚，以便更容易煮烂。

2.排骨洗净，剁成块，倒入水中焯烫片刻，捞起备用。生姜洗净，切片备用。

3.将排骨、黑豆、生姜片放入锅中，加入足够的水，大火烧开后撇去浮沫。

4.转小火炖煮 1 小时左右，直到排骨、黑豆熟烂。

5.加入枸杞子，继续煮 5 分钟左右，加入适量食盐调味，即可关火。

功效 滋阴补肾、强筋壮骨。

芝麻糊炖奶 （3 ~ 4 人量）

用 料

山药 150 克，熟黑芝麻 40 克，冰糖适量，水 150 ~ 200 毫升，蛋清 40 克，炼乳 10 克，纯牛奶 80 毫升。

做 法

1.将熟黑芝麻、山药和冰糖放入破壁机中，加入清水，启动豆浆键，等待程序完成，将制作好的黑芝麻糊倒入碗中，放凉备用。

2.将蛋清、炼乳和纯牛奶混合搅拌均匀，过筛倒入已放凉的黑芝麻糊中。

3.盖上保鲜膜，冷水上锅蒸 15 分钟，关火后闷 5 分钟，取出后趁温热食用。

功效 补肝肾、益精血。牛奶含有丰富的钙、维生素 D 等，有助于骨骼健康。

【正虚邪侵 · 扶正固本】

食材推荐

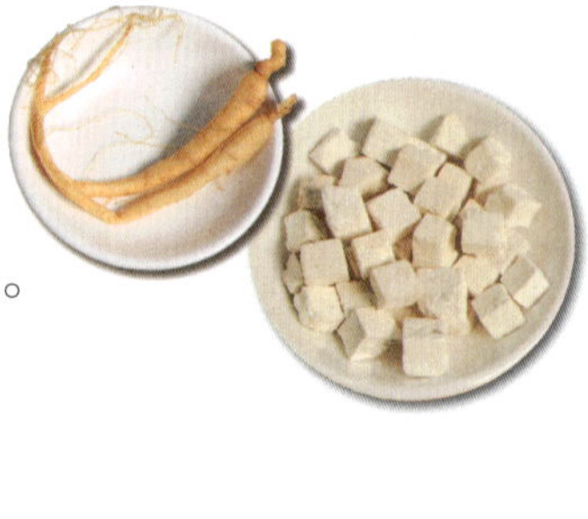

药食同源食材

茯苓、人参、当归、杜仲叶、生姜、肉桂等。

日常食材

胡萝卜、鸡肉、粟米、牛肉、番薯、鳝鱼、糯米、粳米、香菇、猴头菌、樱桃、核桃、山药、小茴香、高良姜、藿香、紫苏、荷叶等。

药膳推荐

当归牛肉饭（约 2 人量）

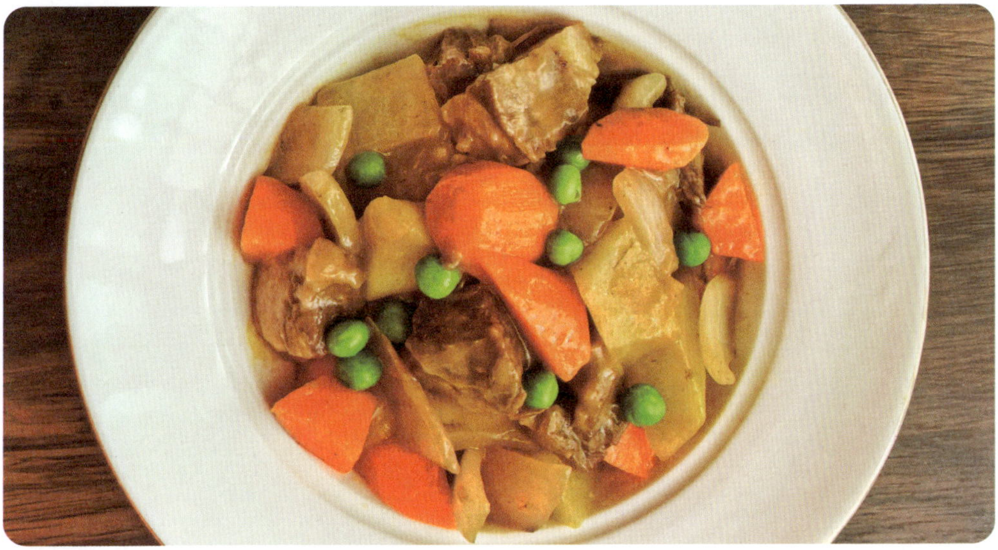

用　料

当归 15 克，牛肉 200 克，洋葱 1 个，土豆 1 个，胡萝卜 1 根，咖喱块 100 克，大米 130 克，青豆、盐、食用油各适量。

做　法

1.将当归加水煎汁，弃渣留汁。

2.牛肉、洋葱、土豆、胡萝卜洗净切片。

3.锅中加入少许食用油，放入牛肉、洋葱、土豆、胡萝卜翻炒片刻，加入适量水，放入咖喱块，焖至七分熟。

4.将淘洗干净的大米放入电饭锅中，倒入步骤 3 中的食材和步骤 1 中的药汁拌匀，撒上青豆和适量盐，开启正常蒸饭程序，至熟即可。

功效 补充营养、强精壮骨。

人参猴头菇炖老鸡（3 ~ 4 人量）

用　料

猴头菇 1 个，人参 1 根，老母鸡 1 只，姜、盐、料酒各适量。

做　法

1.将宰杀后的老母鸡洗净后剁成小块，用开水焯一下除去血水；人参用清水冲洗干净；猴头菇用温水泡发后洗净泥沙，撕成小块备用。

2.锅中加入适量清水，放入鸡块、姜片、料酒，大火烧开后撇去浮沫，转小火炖煮 1 个小时。

3.加入人参和猴头菇，继续炖煮半个小时，直到鸡肉熟烂，汤汁浓郁。

4.加入适量盐调味，即可关火出锅。

功效 大补元气、复脉固脱。

第三章 03

女性调养美容药膳

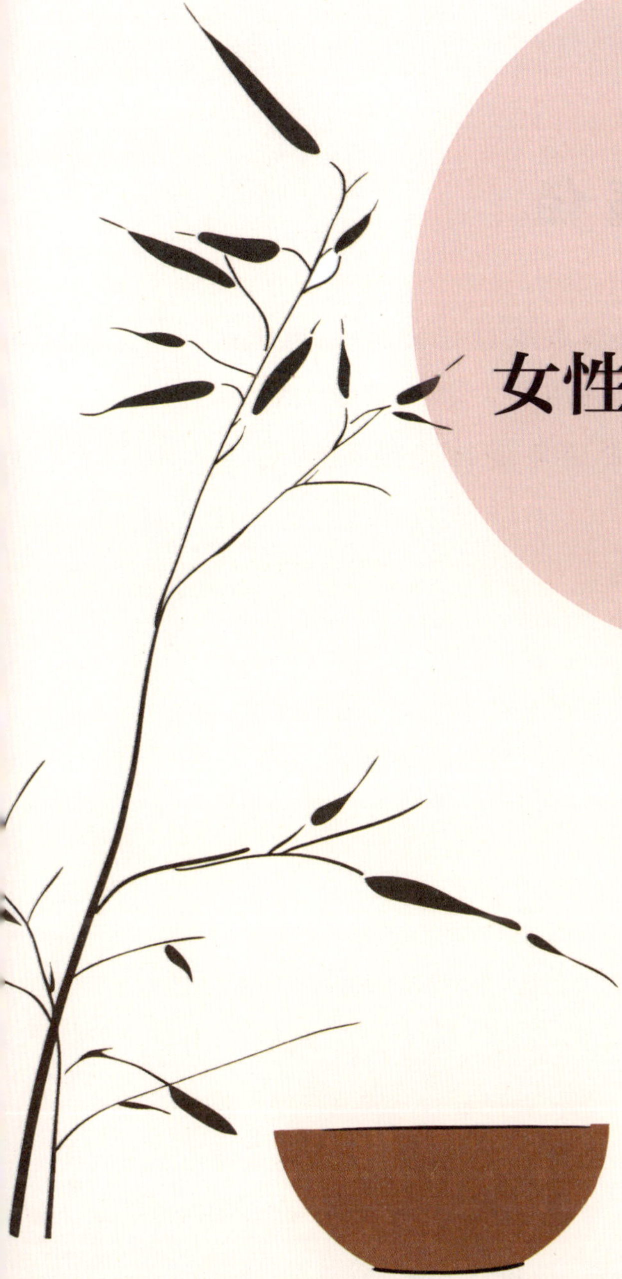

痛经

痛经是指妇女正值经期或经行前后出现周期性下腹部疼痛或伴有腰骶酸痛，影响正常工作和生活，包括现代医学中的原发性痛经和继发性痛经。

【症状表现】

经期或经期前后七天内，下腹疼痛，疼痛多呈阵发性、痉挛性或伴有胀痛及下坠感。疼痛常可放射至腰骶部、肛门、阴道及大腿内侧。严重者会伴有面色苍白，出冷汗，手足发凉，恶心呕吐，甚至昏厥等。

【辨证分型】

中医理论认为，痛经的病机在于胞宫气血运行不畅，“不通则痛”，或胞宫失于濡养，“不荣则痛”。常见有瘀阻胞络和血虚失养两种分型。

瘀阻胞络

由于郁怒伤肝，或经期感寒，或过食生冷，导致瘀阻胞络，常见症状为经前或经期小腹胀痛，拒按或冷痛，经行不畅，色紫暗，有血块，块下则痛减；其他症状可见经前乳房胀痛；舌质暗或有瘀点、瘀斑，舌苔薄白或白腻；脉弦或沉紧。施膳原则应以活血化瘀，通经止痛为主。

血虚失养

因先天禀赋不足，或后天脾胃素虚，导致血虚失养，常见症状为经期或经后小腹隐隐坠痛，喜按，或小腹及阴部空坠感；月经量少，色淡，质清稀；面色无华，神疲乏力；舌质淡，舌苔薄白；脉细而无力。施膳原则以滋阴养血，调经止痛为主。

【瘀阻胞络 活血化瘀　通经止痛】

食材推荐

药食同源食材

西红花、香橼、玫瑰花、橘皮、刀豆、当归、桃仁、山楂、肉桂、花椒、姜等。

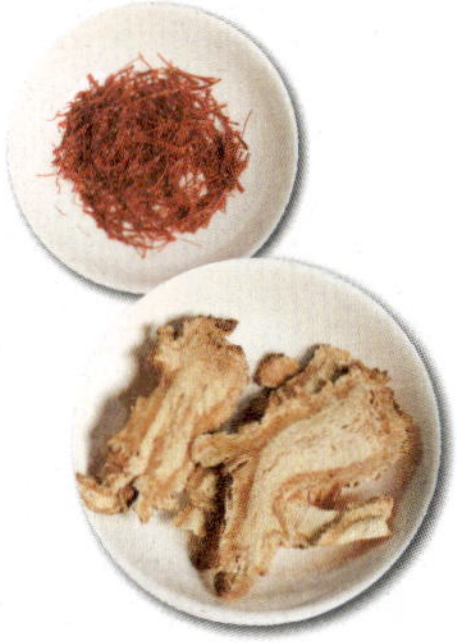

日常食材

胡萝卜、木耳、紫菜、洋葱、海带、生姜、柠檬、大蒜、茄子等。

药膳推荐

苁蓉羊肉煲　（约 4 人量）

用　料

肉苁蓉 15 克，肉桂、当归各 5 克，山药 150 克，羊肉 500 克，花椒、姜、盐、料酒各适量。

做　法

1. 羊肉洗净切块，下入冷水锅中，烧开焯水，去除血沫后捞出，洗净，备用。
2. 羊肉、肉苁蓉、肉桂、当归、花椒、姜和少许料酒一同下入砂锅，加入适量清水，大火煮沸后转小火煮 60 分钟。

3.山药洗净、去皮、切块后倒入砂锅，转文火炖至山药熟透、羊肉酥香软烂即可。

功效 温宫散寒，通经止痛。

小贴士

羊肉、肉苁蓉、肉桂等食材温补功效较强，平素有实热或阴虚内热者可将用量减半后食用。

洋参西红花奶茶 （约2人量）

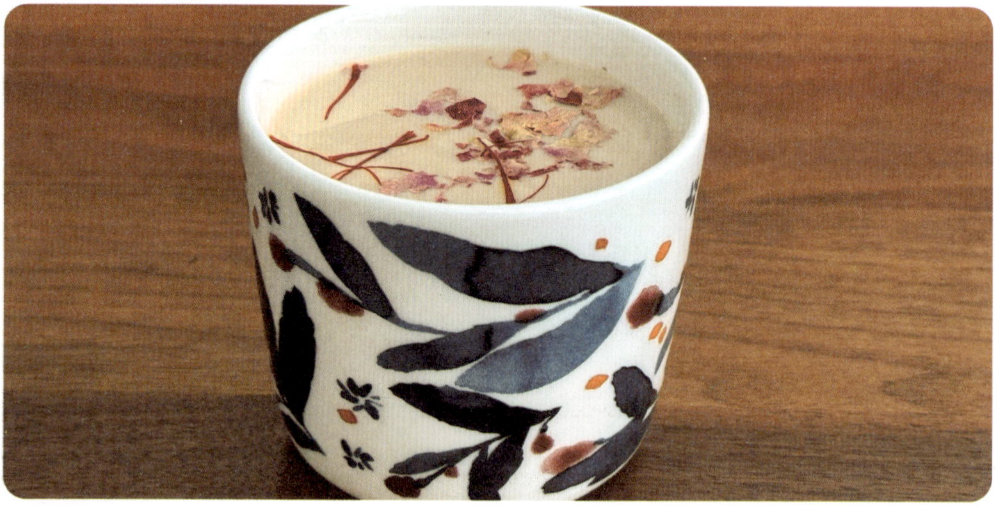

用 料

红茶包3包，西洋参3克，西红花5根，牛奶、炼乳各适量。

做 法

1.3包红茶包、西洋参加入水200毫升，大火煮开转小火煮2分钟后关火闷15分钟，过滤出茶包和西洋参，锅中留茶水。

2.加入300毫升牛奶、30克炼乳，煮到微沸后，转小火煮1～2分钟后关火，撒入西红花即可。

功效 活血化瘀、补气润燥。

小贴士

西红花可活血化瘀，故孕妇禁用。

【血虚失养 滋阴养血　调经止痛】

食材推荐

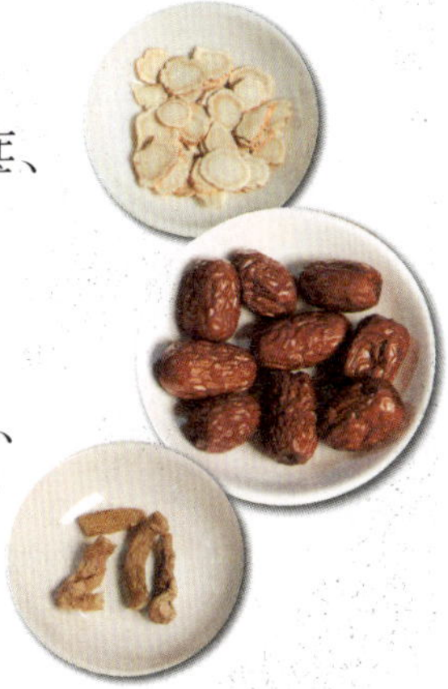

药食同源食材

龙眼肉、阿胶、西洋参、大枣、姜、枸杞子、桑葚、山茱萸、山药、黄精等。

日常食材

黑豆、猪肝、鱼、瘦肉、菠菜、黑芝麻、乌鸡、红糖等。

药膳推荐

黄精枸杞猪肝汤（约 2 人量）

用　料

制黄精 10 克，枸杞子 10 克，猪肝 100 克，姜、料酒、盐各适量，香菜少许，淀粉少许。

做　法

1.黄精浸泡 30 分钟后洗净；枸杞子洗净；猪肝洗净切薄片，放入开水锅中烧开，焯去血沫，捞出备用。

2.另起锅，加水适量，放入黄精、枸杞子、姜（1 ~ 2 片）、料酒、盐和少许淀粉。

3.待开锅后，加入猪肝，煮 2 ~ 3 分钟至猪肝熟透，撒少许香菜，出锅即可。

功效 补益气血。

小贴士

动物肝脏中胆固醇含量较高，血脂高者不宜多食。

归枣乌鸡汤 （约 4 人量）

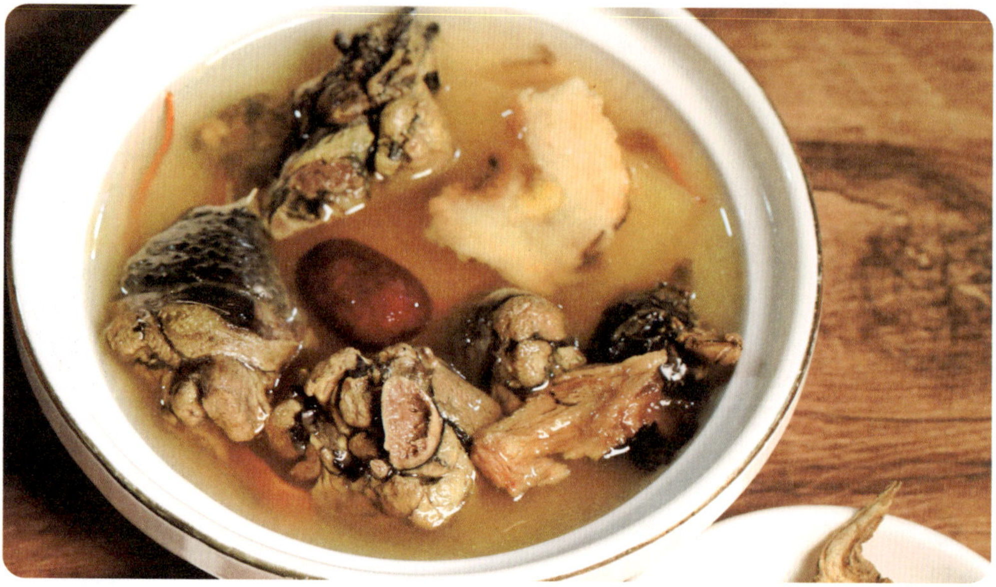

用 料

当归 6 克，大枣 6 枚，乌鸡 1 只，姜、盐各适量。

做 法

1. 将宰杀后的乌鸡去毛，洗净，去内脏，切块。
2. 当归、大枣洗净，与乌鸡块一同放砂锅中，加入生姜 3 片，加适量水大火烧开，转小火慢熬约 40 分钟，调入少许食盐出锅即可。

功效 益气补虚，养血活血。

小贴士

当归温补功效较强，平素有实热或阴虚内热者可将用量减半后食用。

注意事项

痛经妇女月经期前后应禁食生冷、辛辣等刺激性食物，日常适当补充营养，注意保暖防寒，还应保持心情愉快，避免暴怒、抑郁等不良情绪，月经期前后不要做剧烈运动。

月经不调

月经不调又称月经失调，泛指月经的周期、血量、血色和经质的异常。包括月经先期、月经后期、月经先后不定期、月经量过少、月经量过多。

月经先期

【症状表现】

月经周期提前 1 ～ 2 周，连续出现 2 个月经周期以上，经期基本正常。

【辨证分型】

中医理论认为，月经先期的病机是冲任不固，经血失于制约，提前而至。常见的证型有气虚和血热。

气虚

由于素体虚弱，或劳力过度，或房劳多产，或久病伤肾，导致冲任不固，不能统摄经血，常见症状为月经周期提前，经量或多或少，色淡，质清稀；疲倦乏力，腰膝酸软，精神不振；舌质淡，苔薄白；脉弱。施膳原则应以补脾固肾益气，固摄冲任为主。

血热

热扰冲任，迫血妄行，故月经提前，常见症状为月经周期提前，经量少，色深红，有血块，质稠；经行异常，烦躁易怒；舌质红，苔黄；脉弦数或细数或滑数。施膳原则应以滋阴清热，凉血摄血为主。

【气虚 固肾益气　固摄冲任】

食材推荐

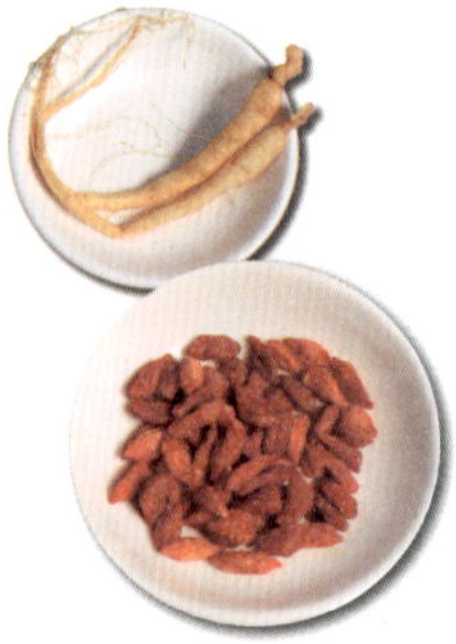

药食同源食材

人参、黄芪、党参、山药、当归、甘草、龙眼肉、芡实、枣（大枣、黑枣、酸枣）、枸杞子、茯苓、莲子、黄精等。

日常食材

玉米、南瓜、番薯、豆腐、香菇、胡萝卜、牛肉、鱼等。

药膳推荐

人参乌鸡汤（约 4 人量）

用　料

人参 20 克，枸杞子 20 克，黄精 15 克，乌鸡 1 只，葱段、姜片、食盐各适量。

做　法

1. 将宰杀后的乌鸡去内脏，洗净，切块；人参、枸杞子、黄精洗净。
2. 锅中加水烧开，下乌鸡块焯水 3 分钟，将浮沫捞出，洗净控水。
3. 将乌鸡放入砂锅中，加水没过食材，下人参、黄精、枸杞子、葱段、姜片大火烧开，转至小火炖 1 小时，加盐关火即可。

功效 益气养血。

参芪红枣粥 （约 2 人量）

用　料

党参 6 克，黄芪 6 克，大枣 3 枚，莲子 30 克，粳米 60 克。

做　法

1. 党参、黄芪用清水 1500 毫升熬煮，文火煮取 500 毫升，去渣。
2. 大枣去核，与莲子、粳米共用参芪水煮为粥。

功效 益气健脾。

【血热 滋阴清热　凉血摄血】

食材推荐

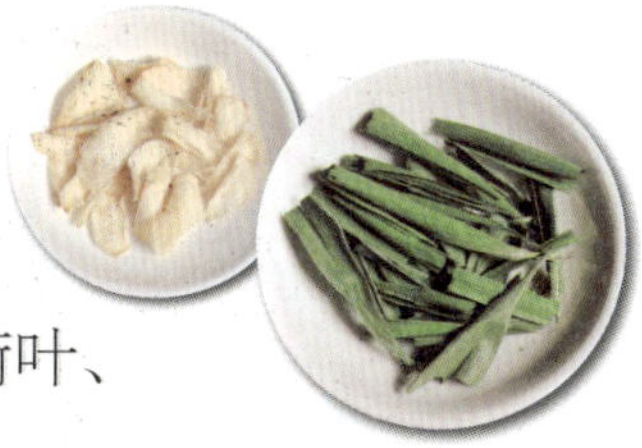

药食同源食材

马齿苋、玉竹、百合、赤小豆、鱼腥草、荷叶、淡竹叶、白茅根、芦根、薄荷、薏米等。

日常食材

绿茶、西瓜、梨、火龙果、哈密瓜、柠檬、苹果、西红柿、空心菜、黄瓜、苦瓜、丝瓜、冬瓜等。

药膳推荐

凉拌马齿苋 （约 2 人量）

用　料

鲜马齿苋 500 克，大蒜、酱油、食盐、香油、醋各适量。

做　法

1. 将鲜马齿苋去根、洗净后下沸水锅中焯透捞出，用清水冲洗，切段装盘。
2. 将大蒜去皮捣泥，与酱油、食盐、香油、醋调和成料汁。
3. 将调好的料汁均匀拌入马齿苋中，即可食用。

功效 清热凉血。

小贴士

马齿苋性凉，脾虚便溏者不宜多食。

薄荷炒鸡蛋 （约 2 人量）

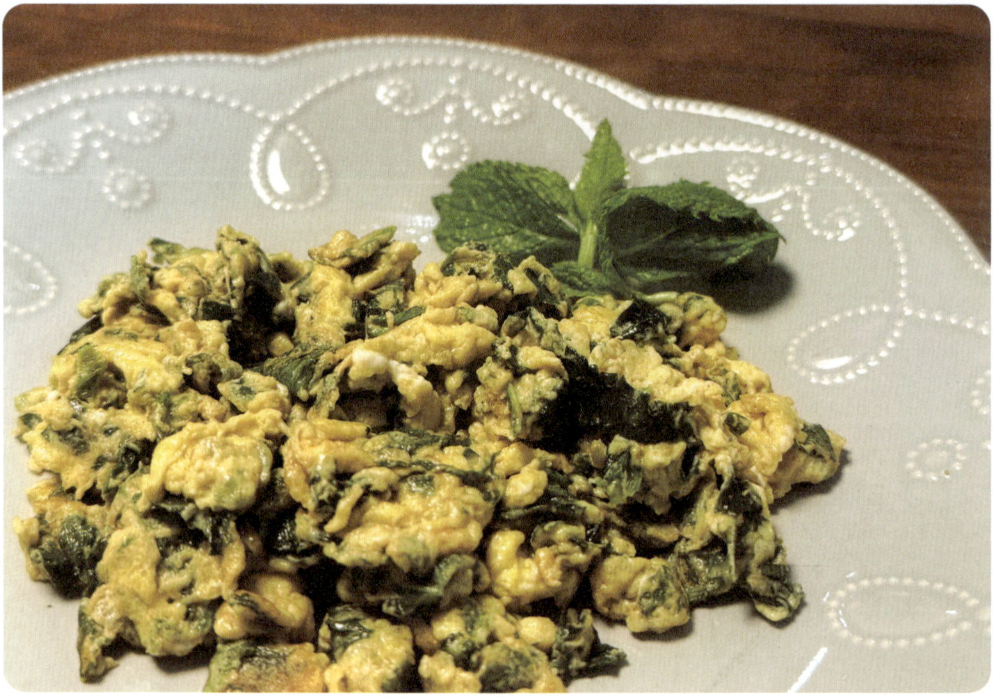

用 料

鲜薄荷叶 150 克，鸡蛋 2 枚，橄榄油、食盐各适量。

做 法

1. 薄荷叶洗净，沥干切碎。
2. 鸡蛋打匀，将薄荷叶放入打散的鸡蛋中搅匀，加适量食盐。
3. 锅中倒入少许橄榄油烧热，下入鸡蛋液，翻炒至金黄色即可。

功效 清热去火。

月经后期

【症状表现】

月经周期延后 7 天以上，甚至 3 ～ 5 个月一行，经期基本正常，连续出现 2 个月经周期以上。

【辨证分型】

月经后期的病机属精血不足或邪气阻滞，血海不能按时满溢，遂致月经后期。常见有气血亏虚和寒凝血瘀两种分型。

气血亏虚

精血亏少，冲任不足，血海不能按时满溢，故经行错后，常见症状为月经周期延后，量少，色淡质稀；面色苍白或萎黄，小腹空痛，头晕耳鸣，心悸失眠；舌淡红，苔薄白；脉细弱。施膳原则应以补益气血，养血调经为主。

寒凝血瘀

寒邪客于冲任，血为寒凝，运行不畅，血海不能按期满溢，故月经推迟而至，常见症状为月经周期延后，量少，色暗红，或有血块；喜热恶寒，小便清长；舌淡，苔薄白；脉沉紧或沉迟。施膳原则应以温经散寒，活血调经为主。

【气血亏虚 · 补益气血　养血调经】

食材推荐

药食同源食材

人参、黄芪、党参、龙眼肉、阿胶、当归、大枣、姜、枸杞子、桑葚、山茱萸、山药、黄精等。

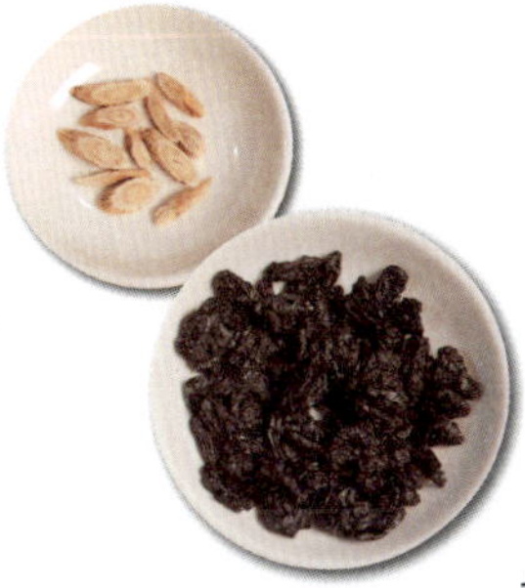

日常食材

海参、燕窝、黑芝麻、黑豆、猪肝、鱼、瘦肉、菠菜、乌鸡、红糖、胡萝卜、牛肉等。

药膳推荐

补血牛肉汤 （约 4 人量）

用　料

当归 6 克，黄芪 6 克，枸杞子 10 克，牛腱子肉 600 克，食盐、葱段、花椒、香菜各适量。

做　法

1. 将牛肉洗净切块，锅中加水烧开，加入葱段、花椒，下牛肉块焯水 20 分钟，撇去浮沫，捞出牛肉，洗净控水。
2. 将牛肉改切薄片，放入砂锅中，放入当归、黄芪，加水没过食材。
3. 大火烧开，转至小火炖 30 分钟，再加入枸杞子，继续小火煮 10 分钟，加盐，关火，撒少许香菜即可。

功效 益气补血。

【寒凝血瘀 温经散寒　活血调经】

食材推荐

药食同源食材

肉桂、肉豆蔻、桃仁、花椒、小茴香、姜、黑胡椒等。

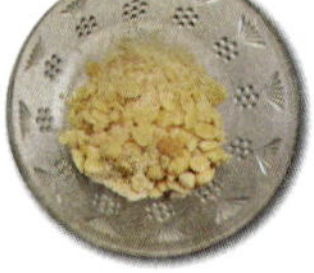

日常食材

羊肉、牛肉、栗子、核桃、荔枝、芒（杧）果、鲫鱼、大蒜、洋葱、胡萝卜、韭菜等。

药膳推荐

当归丁香羊肉汤 （约 4 人量）

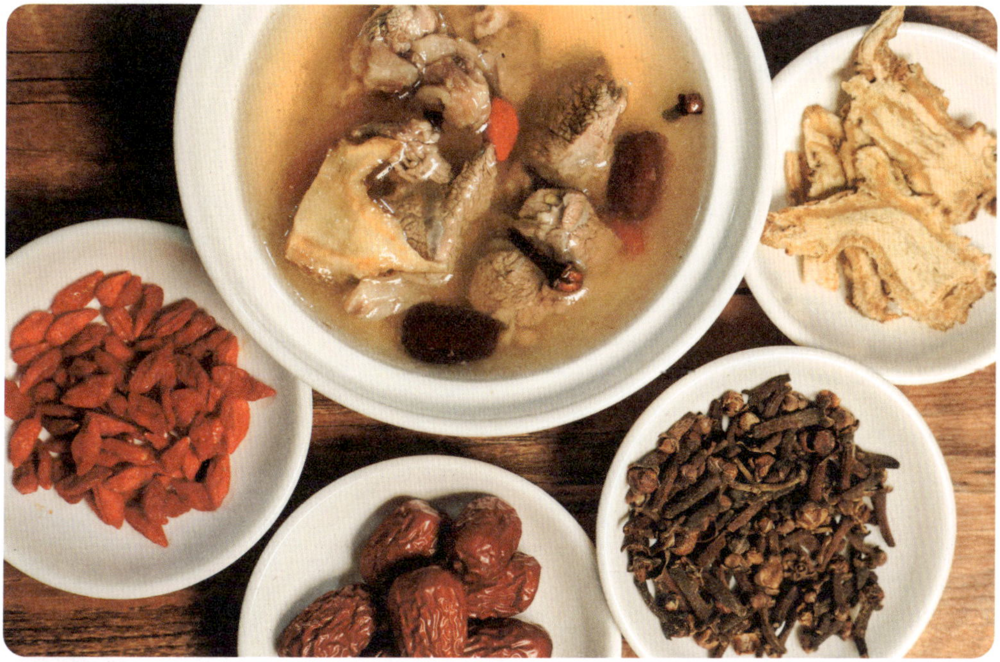

用　料

当归 9 克，丁香 2 克，羊肉 500 克，食盐、红枣、枸杞子、花椒各适量。

做　法

1.将羊肉洗净切块，锅中加水烧开，下羊肉块焯水 3 分钟，撇去浮沫，将羊肉捞出，洗净控水。

2.将羊肉放入砂锅中，加水没过食材，再加入当归、丁香、红枣、枸杞子、花椒，大火烧开，转至小火炖 1 小时，至羊肉软烂，加盐调味即可。

功效 温宫散寒。

月经先后不定期

【症状表现】

月经周期提前或延后 1 ～ 2 周，连续出现 3 个月经周期以上。

【辨证分型】

月经先后不定期的病机是冲任气血不调，血海蓄溢失常。常见有气血亏虚和肝郁气滞两种分型。

气血亏虚

冲任气血失调，血海蓄溢失常，故致月经先后不定期，常见症状为月经周期先后不定，量少，色淡，质清稀；头晕耳鸣，腰膝酸软，小便清长，夜尿频多；舌淡，苔白；脉沉细。施膳原则应以调补脾肾，养血调经为主。

肝郁气滞

肝郁气结，气机逆乱，冲任失司，血海蓄溢失常，故月经或先或后，常见症状为月经周期先后不定，经量或多或少，色暗红，有块，经行不畅；胸胁、乳房、少腹胀痛，脘闷不舒，时欲叹息；舌质正常，苔薄白或薄黄；脉弦。施膳原则应以疏肝解郁，和血调经为主。

【气血亏虚 · 调补脾肾　养血调经】

食材推荐

药食同源食材

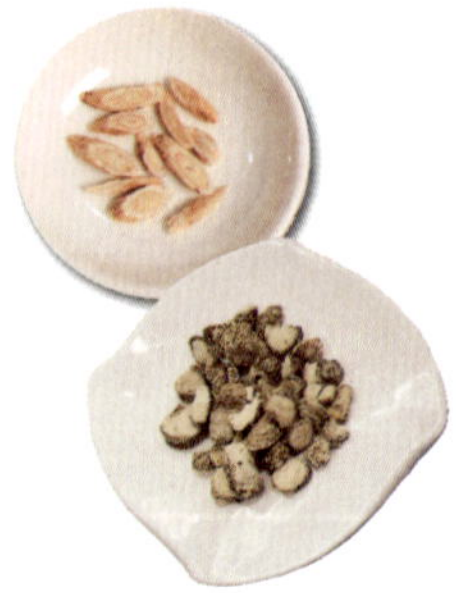

人参、党参、黄芪、灵芝、山柰、当归、枸杞子、桑葚、山茱萸、山药、覆盆子、黄精等。

日常食材

海参、燕窝、黑芝麻、黑木耳、黑豆、瘦肉、狗肉、羊肉、牛肉、猪肾等。

药膳推荐

山柰羊骨汤 （约 4 人量）

用　料

山柰 10 克，枸杞子 20 克，羊肉 300 克，羊骨 500 克，食盐、黄酒、葱、姜、桂皮、香叶、花椒各适量。

做　法

1. 羊骨、羊肉洗净，冷水下锅，加姜片和少许黄酒煮开，煮开后撇去浮沫，捞出备用。
2. 将山柰、桂皮、香叶、花椒等材料装入布包，与葱段、枸杞、羊骨、羊肉一同放入汤锅中，加入适量水，大火煮沸后改文火煲约 1 小时，加少量食盐调味即可。

功效 温阳补肾。

小贴士

山柰、羊肉等食材温补功效较强，平素阴虚血亏及胃有郁火者不宜食用。

【肝郁气滞 疏肝解郁　和血调经】

食材推荐

药食同源食材

薄荷、刀豆、木瓜、代代花、佛手、荷叶、麦芽、西红花、栀子、砂仁、香橼、桑叶、莱菔子、橘皮等。

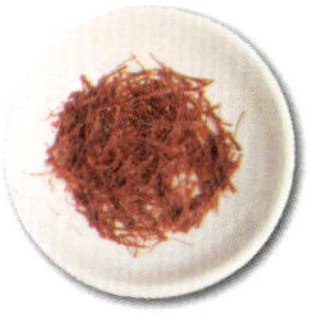

日常食材

橘子、橙子、香蕉、芒（杧）果、芹菜、绿豆芽、莲藕、萝卜、西红柿、茼蒿、绿茶等。

药膳推荐

代代花橘皮茶 （约 2 人量）

用　料

代代花 10 克，橘皮 10 克，绿茶 5 克。

做　法

1. 代代花、橘皮洗净备用。
2. 将代代花、橘皮和绿茶放入杯中，用开水冲泡 5 分钟即可。

功效 疏肝解郁。

凉拌薄荷叶 （约 2 人量）

用　料

鲜薄荷叶 500 克，盐、醋、白糖、香油各适量。

做　法

1. 鲜薄荷叶洗净，用开水焯烫后放入盘中。
2. 加入盐、醋、白糖、香油调味即可。

功效 疏肝除烦。

月经量少

【症状表现】

月经周期正常，月经量明显少于既往，经期不足 2 天，甚或点滴即净。

【辨证分型】

月经量少的主要病机为精亏血少，冲任气血不足，或寒凝瘀阻，冲任气血不畅，血海不足。常见有血虚和血瘀两种分型。

血虚

大病久病，营血亏虚，或饮食劳倦，思虑过度，损伤脾气，脾虚化源不足，冲任气血亏虚，血海不足，致经行量少。常见症状为月经量少，色淡，质稀；面色萎黄，皮肤干燥，头晕眼花，心悸失眠，小腹绵绵作痛；舌淡，苔薄白；脉弱。施膳原则应以补血益气调经为主。

血瘀

寒邪客于冲任，血为寒凝，运行不畅，血海不能按期满溢，经期产后，余血未净之际，七情内伤，气滞血瘀，或感受邪气，邪与血结，瘀滞冲任，气血运行不畅，血海不满，致经行量少。常见症状为月经量少，色紫暗，夹有血块；小腹刺痛拒按，血块排出后腹痛减少；胸胁胀痛；舌紫暗，有瘀点或瘀斑；脉弦涩。施膳原则应以活血化瘀，理气调经为主。

【血虚 ◎ 补血益气】

食材推荐

药食同源食材

当归、龙眼肉、阿胶、肉苁蓉、大枣、姜、枸杞子、桑葚、山茱萸、山药、黄精等。

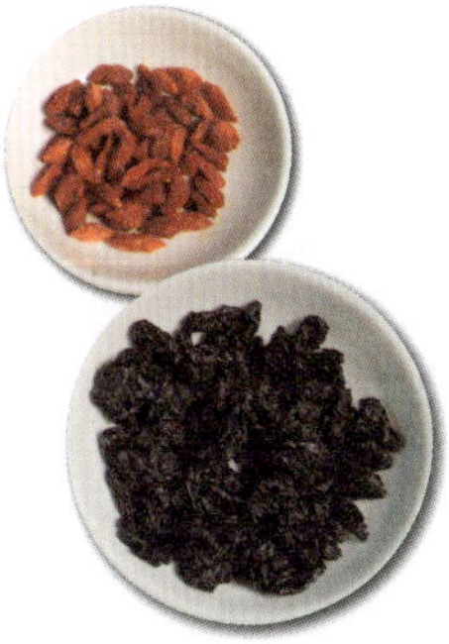

日常食材

黑豆、黑芝麻、猪肝、鱼、瘦肉、牛肉、菠菜、胡萝卜、乌鸡、红糖等。

药膳推荐

红花羊肉煲 （约 2 人量）

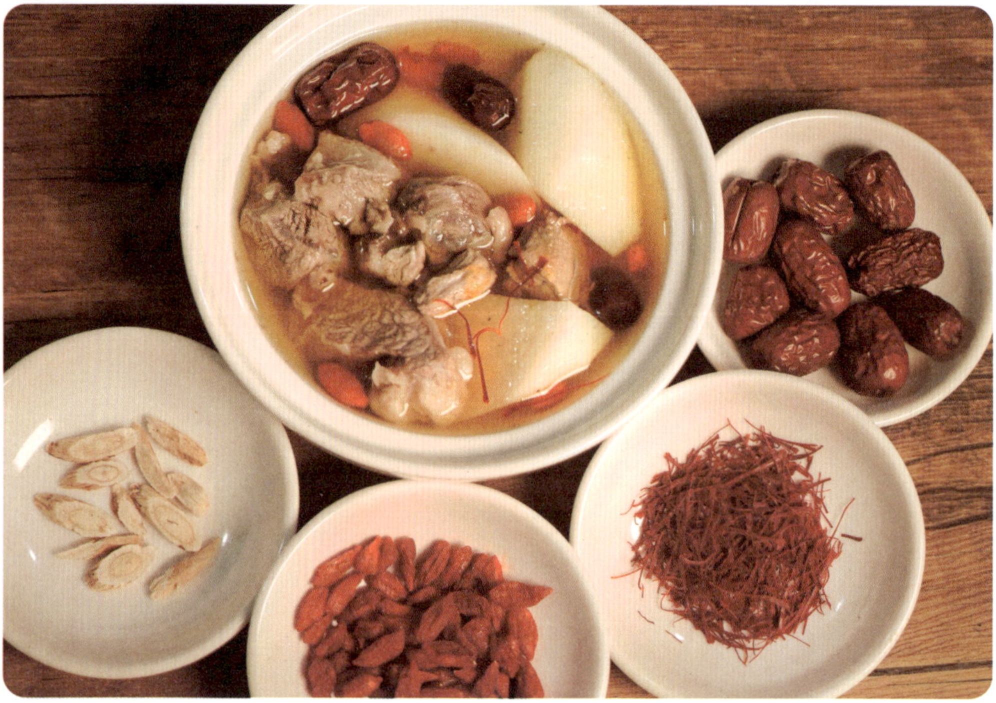

用 料

黄芪 6 克，西红花 0.5 克，大枣 10 克，枸杞子 10 克，山药 100 克，羊肉 500 克，桂皮、香叶、料酒、食盐各适量。

做 法

1. 黄芪、枸杞子洗净；羊肉切小块；山药洗净，去皮，切小块。
2. 锅中加水烧开，加少量料酒，下羊肉焯水后捞出，洗净控水。
3. 将羊肉放入砂锅，下黄芪、大枣、枸杞子、桂皮、香叶，加适量水，大火煮沸后，小火慢炖 40 分钟，加入山药，继续慢炖 20 分钟，出锅前撒入适量盐及西红花即可。

功效 益气，养血，活血。

小贴士

孕妇食用时，禁放西红花。

韭菜炒猪肝 （3～4人量）

用 料

生姜9克，猪肝250克，韭菜100克，胡萝卜50克，花生油、盐、酱油、料酒、淀粉、香油各适量。

做 法

1. 将新鲜猪肝切成1.5厘米左右宽的小块，放入清水中浸泡去除血水，中间换水2～3次，捞出沥水，加酱油、料酒及少许淀粉腌制30分钟左右。
2. 韭菜洗净，切段；胡萝卜洗净，切丝；生姜洗净，切片。
3. 锅中放入少许花生油，加入腌制好的猪肝，大火速炒至变色后捞出。
4. 锅中再入少许花生油，炒香姜片，放入韭菜及胡萝卜丝炒至断生，再加入炒好的猪肝翻炒片刻，加盐、香油拌匀即可。

功效 温阳补血。

【血瘀 活血化瘀】

食材推荐

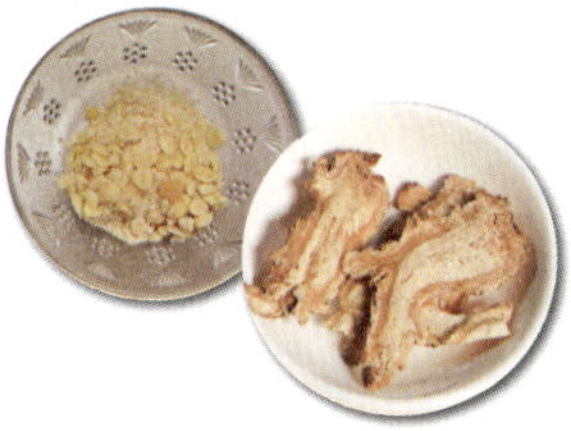

药食同源食材

山楂、西红花、桃仁、玫瑰花、当归、姜黄等。

日常食材

西红柿、洋葱、藕、芹菜、韭菜、茄子、生姜、黑木耳、大蒜、香菇等。

药膳推荐

活血温经酒 （多人量）

用 料

当归30克，西红花3克，枸杞30克，肉苁蓉20克，50度白酒2升。

做 法

1.所有食材洗净，晾干。

2.将所有食材浸泡于白酒中，密封 1 周以上，每次服用不得超过 10 毫升。

功效 活血化瘀。

姜黄海鲜炒饭 （约 4 人量）

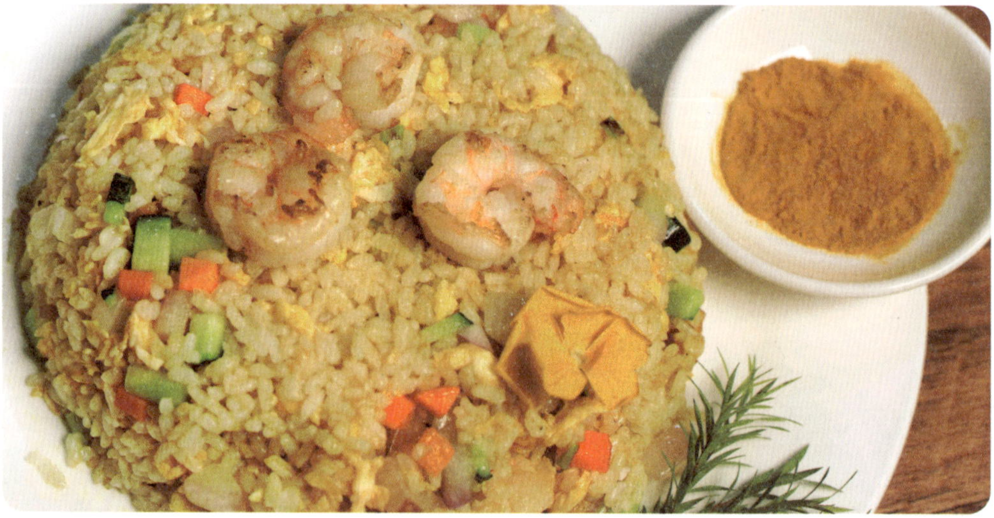

用 料

姜黄粉 6 克，鲜虾 100 克，米饭 500 克，鸡蛋 2 个，洋葱半个，胡萝卜 1 根，黄瓜半根，香葱 1 根，食用油、食盐各适量。

做 法

1.鲜虾去虾皮、虾线，取虾仁；洋葱、黄瓜、胡萝卜洗净，切丁；香葱洗净，切末；鸡蛋打散备用。

2.锅中放少许底油，炒熟鸡蛋，盛出备用。锅中再放入少量油，加入虾仁，炒熟备用。

3.另起锅烧油，放少量葱末爆香，加入洋葱丁、胡萝卜丁、黄瓜丁及米饭翻炒，炒至将熟，倒入熟鸡蛋和虾仁，撒入适量盐和姜黄粉，炒制均匀即可。

功效 行气活血。

月经量多

【症状表现】

月经周期正常，月经量明显多于既往。

【辨证分型】

月经过多的主要病机是冲任不固，经血失于制约而致血量多。常见有气虚和血热两种分型。

气虚

素体虚弱，或饮食失节，劳倦过度，大病久病，损伤脾气，中气不足，冲任不固，血失统摄，遂致经行量多。常见症状为月经量多，色淡，质稀；面色白，气短懒言，倦怠乏力，小腹空坠感，易汗出，食少腹胀；舌质淡，苔薄白；脉细弱。施膳原则应以补气升提，固冲止血为主。

血热

素体阳盛，或恣食辛燥，感受热邪，七情过极，郁而化热，热扰冲任，迫血妄行，遂致经行量多。常见症状为月经量多，色深红，质黏稠；心烦口渴，小便短黄，大便秘结，或颧红面赤，潮热盗汗；舌红，或舌红少苔；脉数或细数。施膳原则应以清热凉血，固冲止血为主。

【气虚 补气升提　固冲止血】

食材推荐

药食同源食材

黄芪、党参、山药、甘草、麦芽、枣、黄精、人参等。

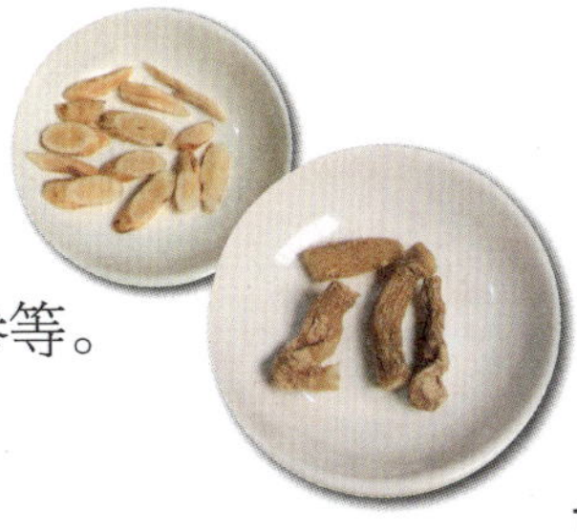

日常食材

糯米、小米、香菇、海参、土豆、红薯、牛肉、蜂蜜等。

药膳推荐

洋参黄精煨肘子 （约 4 人量）

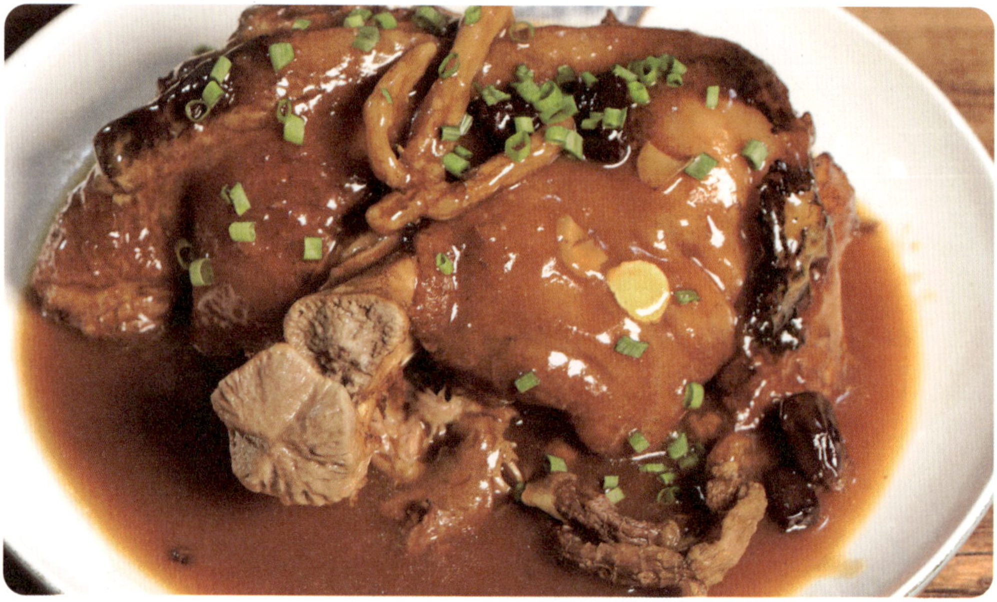

用 料

西洋参 3 克，黄精 8 克，大枣 5 克，白芷 3 克，猪肘 750 克，葱、姜、八角、干辣椒、花椒、胡椒粉、食盐、生抽、老抽、料酒、食用油各适量。

做 法

1. 黄精洗净，切薄片；西洋参洗净；大枣洗净，去核。
2. 锅内放油，油热后加入葱片、姜片、八角、白芷、干辣椒、花椒煸炒。
3. 上料炒香后加入生抽、老抽、料酒和适量水，放入黄精、大枣、西洋参，撒适量盐和胡椒粉，煮至沸腾即成料汤。
4. 猪肘刮毛，洗净，切块，入沸水锅内焯去血水，捞出洗净后放入高压锅中，倒入刚做好的料汤，用高压锅炖 40 分钟即可。

功效 滋补气血，健脾和胃。

党参黄芪莲子羹 （约 2 人量）

用 料

黄芪 6 克，党参 3 克，莲子 30 克，冰糖适量。

做 法

1. 党参、黄芪洗净备用。
2. 莲子去心，浸泡 30 分钟。
3. 锅中放入党参、黄芪、莲子，加冰糖适量，添水炖煮 40 分钟即可。

功效 健脾益气。

小贴士

血糖高者食用时不加冰糖。

【血热 清热凉血 固冲止血】

食材推荐

药食同源食材

玉竹、决明子、栀子、百合、郁李仁、金银花、桑叶、荷叶、淡竹叶、菊花、槐米、槐花、薄荷等。

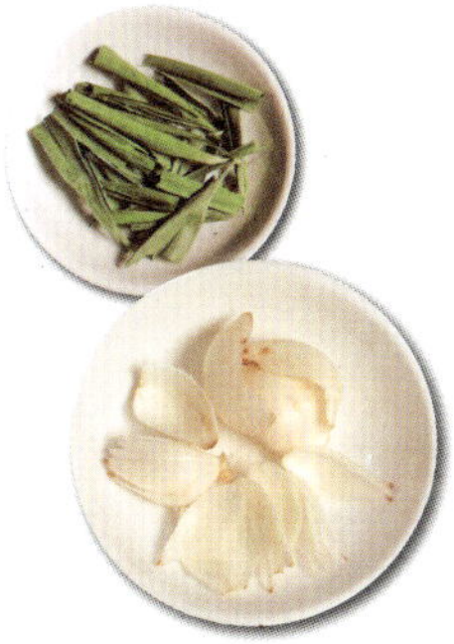

日常食材

藕、芹菜、莴苣、梨、荸荠、柚子、西瓜、苦瓜、黄瓜、竹笋、苦菜、丝瓜、冬瓜、绿豆、冰糖等。

药膳推荐

栀子桑菊饮 （约 2 人量）

用 料

栀子 3 克，桑叶 6 克，菊花 6 克。

做 法

1. 将栀子、桑叶和菊花洗净备用。

2. 将 3 种药材放入锅中，加水 500 毫升，煮沸后继续煮 3 ～ 5 分钟，去渣饮用。

功效 清热除烦。

小贴士

栀子、桑叶、菊花三者均性凉，平素脾胃虚寒者不宜食用。

蒸槐花（约 4 人量）

用　料

槐花 250 克，面粉约 30 克，食盐、食用油、蒜、葱、酱油、醋、蚝油、香油、白糖各适量。

做　法

1. 槐花洗净后控干水分，撒入适量食用油，再多次少量撒入适量面粉，使面粉均匀挂在槐花上，再撒少许食盐。
2. 拌好的槐花上锅，大火蒸 3 分钟，出锅撒少许葱花。
3. 取适量酱油、醋、蚝油、白糖、香油及蒜泥，调和成蘸料。
4. 蒸好的槐花蘸取适量蘸料食用即可。

功效 清热凉血。

孕期

缓解孕吐

【症状表现】

妇女在妊娠早期（即怀孕 1~3 个月），往往会发生早孕反应，出现恶心、呕吐、厌食、厌油腻、偏食、嗜酸等胃肠道症状，严重的甚至水米不进，听到进食就呕吐。孕吐的形式和程度可随孕妇个体的差异而有所区别。轻度的孕吐反应，是一种正常生理现象，只要饮食调配得当，大多数人都会顺利度过早孕反应期，不会影响母胎的健康，严重者应当及时就诊。

【辨证分型】

孕吐产生的主要原因是冲气上逆，胃失和降。常见分型有胃虚、血热、痰滞等。

胃虚

孕后经血停闭，血聚冲任以养胎，冲脉气盛，冲脉隶属于阳明，若胃气素虚，胃失和降，冲气挟胃气上逆，而致恶心呕吐。施膳原则应以健胃和中，降逆止呕为主。

血热

平素性躁多怒，肝郁化热，孕后血聚冲任以养胎，肝血更虚，肝火愈旺，且冲脉气盛，冲脉附于肝，肝脉挟胃贯膈，冲气挟肝火上逆犯胃，胃失和降，遂致恶心呕吐。施膳原则应以清肝泄热，和胃止呕为主。

痰滞

脾阳素虚，痰饮内停，孕后经血壅闭，冲脉气盛，冲气挟痰饮上逆，以致恶心呕吐。施膳原则应以化痰除湿，降逆止呕为主。

【胃虚 · 健胃和中　降逆止呕】

食材推荐

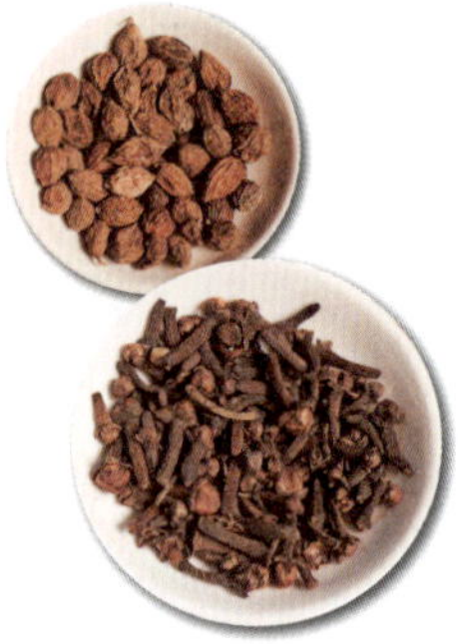

药食同源食材

砂仁、生姜、高良姜、丁香等。

日常食材

玉米、豌豆、香菇、葡萄、苹果、牛肉、鲫鱼、鲤鱼等。

药膳推荐

姜汁牛奶（约 1 人量）

用　料

生姜 6 克，牛奶 200 克，红糖 20 克。

做　法

1. 生姜去皮，磨成姜蓉，装进纱布中，挤出姜汁备用。
2. 将鲜牛奶放入锅中，煮沸后倒入生姜汁，放入红糖混匀即可饮用。

功效 温中健胃，散寒止呕。

小贴士

生姜味辛性温，平素有实热或阴虚内热者不宜食用；血糖高者食用时不加红糖。

砂仁瘦肉汁 （约 1 人量）

用 料

砂仁 3 克，生姜 5 克，大枣 6 克，猪瘦肉 100 克，盐、淀粉各适量。

做 法

1. 将洗净的砂仁打碎；大枣去核，切成枣片备用；生姜切碎备用。
2. 猪瘦肉洗净后，剁成肉碎，加入精盐、生姜末、淀粉适量，搅拌均匀。
3. 在锅中加清水 1 碗，放入瘦肉碎，煮沸后改用文火，一边煮一边用筷子慢慢搅拌，至瘦肉充分混合成瘦肉汁，放入大枣、砂仁，盖上锅盖，中火煮 3 ～ 5 分钟即可。

功效 安胎行气，止呕开胃。

小贴士

砂仁含有挥发油，不宜久煎。

【血热 清肝泄热 和胃止呕】

食材推荐

药食同源食材

芦根、白茅根、桑叶、薄荷等。

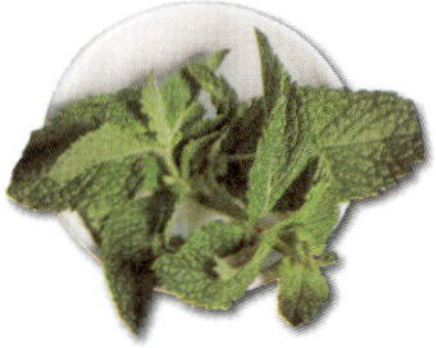

日常食材

小米、绿豆、冬瓜、黄瓜、番茄、芹菜、菠菜、梨、甘蔗、芒（杧）果、猪肉、黑鱼等。

药膳推荐

薄荷蒸梨 （约 1 人量）

用 料

鲜薄荷叶 20 克，鸭梨 1 个。

做 法

1. 将梨洗净，挖掉籽核。
2. 将鲜薄荷叶洗净，塞入梨内，蒸熟即可食用。

功效 清热生津，化痰止呕。

茅根小米粥 （约 1 人量）

用 料

白茅根 5 克，桑叶 5 克，小米 50 克。

做 法

1. 将白茅根洗净，切成小段；桑叶洗净。
2. 将白茅根和桑叶放入锅中，加适量水，煎汁液，去渣。
3. 下入小米，小火煮成稀粥状即可。

功效 清热解郁，生津止吐。

【痰滞 化痰除湿 降逆止呕】

食材推荐

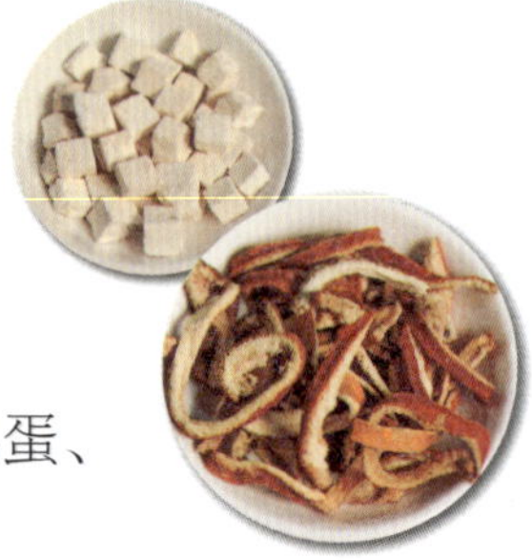

药食同源食材

茯苓、陈皮、紫苏、薏米、赤小豆等。

日常食材

粳米、花生、胡萝卜、香菇、橘子、石榴、鸡蛋、鲤鱼等。

药膳推荐

紫苏橘皮茶 （约 1 人量）

用 料

紫苏梗 5 克，大枣 6 克，橘皮 3 克。

做　法

1. 大枣、橘皮洗净。
2. 将紫苏梗、大枣、橘皮加水共煎，取汁代茶饮。

功效 理气除胀，化痰止呕。

陈皮红豆鲤鱼汤 （约 3 人量）

用　料

陈皮 6 克，生姜 10 克，红小豆 15 克，鲤鱼 500 克，食用油、盐、葱花各适量。

做　法

1. 红小豆洗净，用清水浸泡半天；陈皮洗净，泡软，刮去内瓤，可放入沸水中稍煮片刻。
2. 鲤鱼宰好洗净，沥干水分。
3. 热锅，倒两汤匙食用油，放鲤鱼和姜片，中小火煎至鲤鱼两面微黄，加水煮沸，放入陈皮、红小豆，大火煮 20 分钟，转小火煲半小时，下盐和葱花调味即可食用。

功效 利水祛湿，消胀除肿。

孕期调养

【症状表现】

怀孕期间由于身体激素环境的变化和子宫压迫周围器官，容易出现抑郁或烦躁、四肢浮肿、便秘等不适。

【辨证分型】

怀孕期间易情绪不稳，或抑郁，或焦虑，可致肝气不舒，肝火上炎等。子宫增大压迫周围器官，影响其功能，可致湿阻中焦等。常见分型有肝气郁滞、热扰心神、湿阻中焦、津亏便结等。

肝气郁滞

怀孕期间由于身体激素水平的变化及形体的改变，容易情绪低落。施膳原则应以疏肝解郁为主。

热扰心神

平素性躁多怒，肝郁化热，扰及心神则烦躁、失眠。施膳原则应以养心安神为主。

湿阻中焦

脾阳素虚，痰饮内停，则四肢浮肿。施膳原则应以健脾利水为主。

津亏便结

怀孕期间由于子宫压迫周围的器官，加之素体津亏，易出现便秘。施膳原则应以润肠通便为主。

【肝气郁滞 · 疏肝解郁】

食材推荐

药食同源食材

香橼、赤小豆、酸枣仁、龙眼肉、莲子、茯苓、黑芝麻、大枣等。

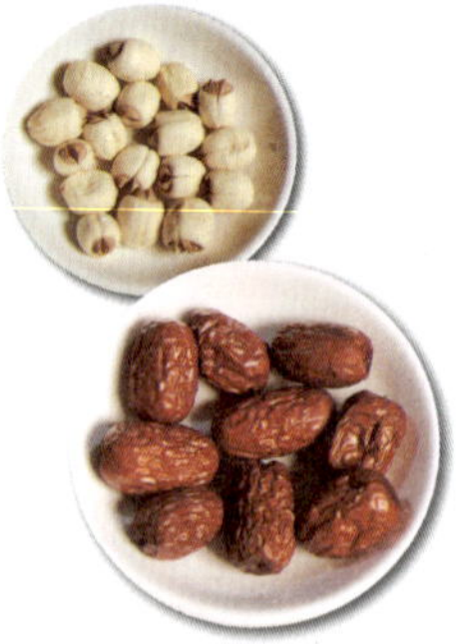

日常食材

玉米、黄豆、菜花、菠菜、冬瓜、樱桃、草莓、海带、牛肉、鱼肉等。

药膳推荐

香橼饮（约 1 人量）

用料

鲜香橼 1 个，白糖 15 克。

做　法

1.将香椽洗净，切片。

2.将香椽放入碗内，撒上白糖，加盖，放锅内隔水蒸3小时，至香椽熟透，分2次饮服。

功效 疏肝解郁。

小贴士

血糖高者不宜食用。

【热扰心神 养心安神】

食材推荐

药食同源食材

酸枣仁、玉竹、莲子、大枣等。

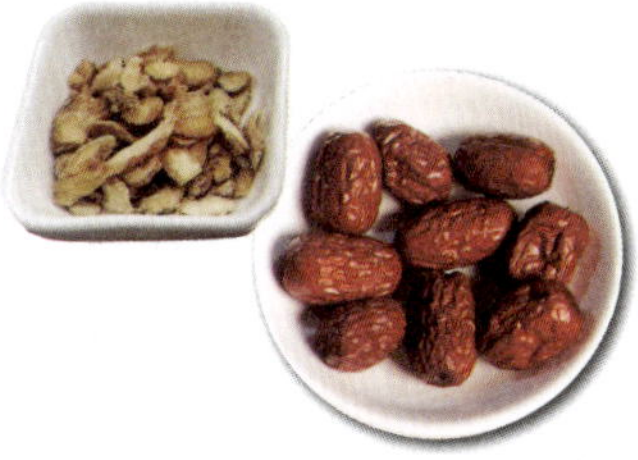

日常食材

粳米、菜花、菠菜、草莓、海带、鱼肉等。

药膳推荐

枣仁安神粥 （约1人量）

用　料

酸枣仁5克，玉竹10克，粳米50克。

做　法

1.将粳米淘洗干净，酸枣仁、玉竹洗净。

2.将粳米放入电饭锅中，加水煮粥，中途加入酸枣仁、玉竹，煮熟后即可食用。

功效 养心安神。

【湿阻中焦 · 健脾利水】

食材推荐

药食同源食材

赤小豆、白扁豆、茯苓等。

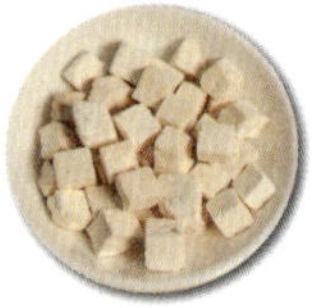

日常食材

玉米、黄豆、冬瓜、草莓、海带、牛肉等。

药膳推荐

赤小豆牛肉汤 （约 2 人量）

用　料

赤小豆 30 克，牛肉 250 克，冬瓜 100 克，食盐 3 克。

做　法

1.将赤小豆提前用水浸泡 2 小时，备用；将牛肉洗净，切块备用；冬瓜去皮，切片备用。

2.将牛肉和赤小豆放入锅内，加水同煮。

3.煮熟后下冬瓜，再煮片刻，待冬瓜熟后放入食盐，空腹服食。

功效 健脾利水。

【津亏便结 · 润肠通便】

食材推荐

药食同源食材

黑芝麻、肉苁蓉（荒漠）、蜂蜜等。

日常食材

玉米、胡萝卜、菠菜、草莓、海带、鱼肉等。

药膳推荐

田三七拌核桃仁 （约 2 人量）

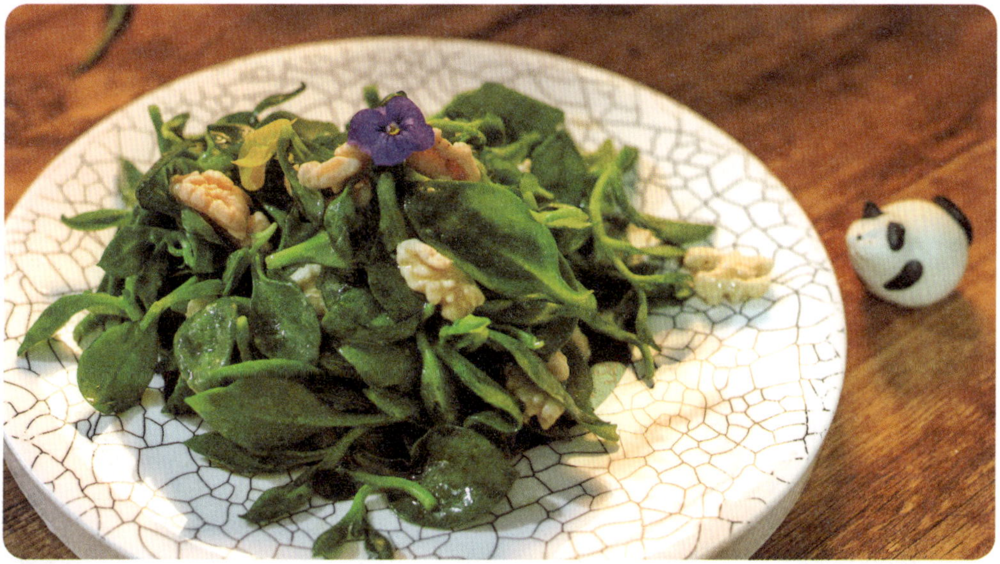

用 料

鲜核桃仁 50 克，田三七 250 克，盐、香油各适量。

做 法

1. 鲜核桃仁、田三七洗净备用。
2. 将田三七、核桃仁装盘，放入适量盐及香油，拌匀即可食用。

功效 润肠通便。

哺乳期

【症状表现】

哺乳期女性因素体气血虚弱，复因生产时失血耗气，又因素性抑郁，或七情所伤，所以多出现食少，缺乳，神疲乏力，胸胁胀闷等。

【辨证分型】

哺乳期出现相应症状的原因一为化源不足，二为瘀滞不行。常见分型有气血两虚、气滞血瘀。

气血两虚

素体气血虚弱，复因产时失血耗气，气血亏虚，或脾胃虚弱，气血生化不足，常见症状为神倦乏力，食少，气短汗多，缺乳，大便难；舌质淡，苔薄白；脉细弱。施膳原则应以补气养血通乳为主。

气滞血瘀

素性抑郁，或产后七情所伤，肝失条达，气机不畅，气血失调，常见症状为胸胁胀闷，缺乳，食欲不振；舌质正常，苔薄白或薄黄；脉弦。施膳原则应以疏肝解郁，活络通乳为主。

【气血两虚 补气养血通乳】

食材推荐

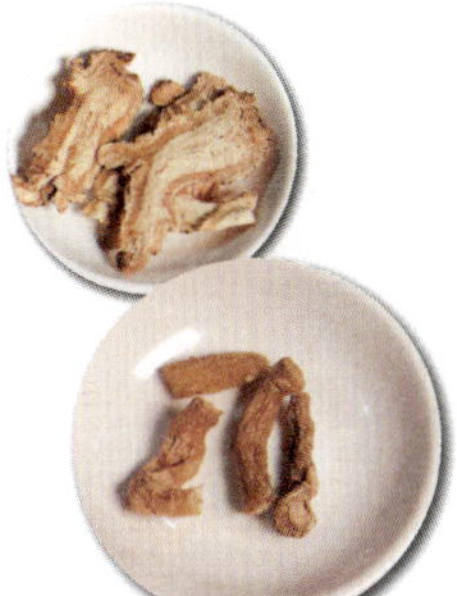

药食同源食材

当归、阿胶、人参、大枣、核桃、龙眼肉、山药、黄精等。

日常食材

小米、糯米、红薯、土豆、豆腐、木耳、香菇、花生、苹果、香蕉、葡萄、鹿肉、猪肝、猪蹄、牛肉、鸡肉、鲤鱼、带鱼等。

药膳推荐

核桃胶枣膏 （多人量）

用　料

红枣 500 克，阿胶 250 克，核桃仁 150 克，冰糖 250 克，黄酒 1 升。

做　法

1. 将阿胶放入黄酒中浸泡 12 天。
2. 将泡好的阿胶酒倒入陶瓷器内，隔水蒸化。
3. 将红枣、核桃仁洗净，共研碎，加入阿胶酒中，再加入冰糖即可。
4. 每次 2 ~ 3 匙，开水冲饮。

功效 益气补血，养血润肤。

小贴士

阿胶虽有补益功效，但多食易生滋腻，因此脾胃虚弱、消化不良者不宜多食；血糖高者食用时不放冰糖。

黄精当归炖鹿肉 （约3人量）

用　料

当归6克，黄精5克，鲜山药100克，鹿肉300克，生姜、食用油、盐、料酒各适量。

做　法

1.鹿肉浸泡12～24小时泡去血水，中间换水1次，洗净血水后将鹿肉切成3厘米左右的方块，焯水备用；鲜山药去皮，切块备用。

2.砂锅中放入少许食用油后加入鹿肉翻炒，加入适量水、料酒、生姜，大火烧开后，转小火炖1小时左右。

3.加入当归和黄精，继续炖煮40分钟左右，加入山药，加适量盐调味，继续炖煮20分钟左右即可。

功效 益气补血，通经下乳。

【气滞血瘀 · 疏肝解郁通乳】

食材推荐

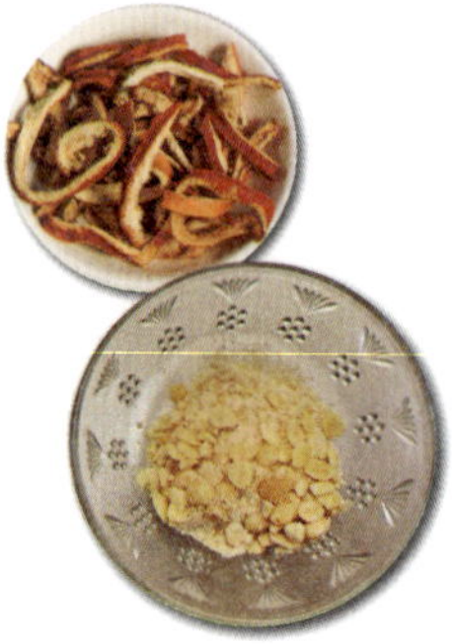

药食同源食材

橘皮、佛手、桃仁、昆布、玫瑰花等。

日常食材

小米、莲藕、丝瓜、黄豆芽、海带、木瓜、橘子、猕猴桃、猪蹄、牛肉、鸽肉、鲫鱼等。

药膳推荐

海带佛手浆 （约2人量）

用　料

鲜海带60克，佛手5克，豆浆300克。

做 法

1.海带、佛手洗净。将海带切成宽 3 ～ 5 厘米的方块备用。

2.锅中加水适量，放入海带和佛手，煎煮 30 分钟，再加入豆浆煮 30 分钟即可。

功效 行气解郁，散结通乳。

橘皮桃仁猪蹄汤 （约 2 人量）

用 料

橘皮 6 克，桃仁 10 克，猪蹄 1 只，盐适量。

做 法

1.猪蹄洗净，备用。

2.猪蹄、橘皮、桃仁加适量水同煮，炖至猪蹄烂熟，加盐调味即可。

功效 行气通乳。

注意事项

哺乳期饮食要注意不要吃生冷刺激性食物，以免引起胃肠道不适而出现腹痛、腹泻等症状，以及引起宝宝腹泻。同时，不要吃容易回奶的药物或者食物，比如维生素 B_6、炒麦芽、韭菜、花椒等，也不要饮用有兴奋作用的饮料，比如茶水、咖啡等。

更年期

【症状表现】

妇女一般在 45~55 岁之间进入更年期，在这段时期由于内分泌功能失调及自主神经系统功能紊乱，加上心理及社会诸多因素的影响，往往会引起一些症状，如月经紊乱、潮热汗出、心悸失眠、头晕耳鸣、心烦易怒或抑郁、记忆力下降、食欲减退等，这一系列症状称为围绝经期综合征，属于中医学“经断前后诸型”的范畴。

【辨证分型】

更年期一系列症状的主要病因为肾气渐衰，冲任脉亏虚，天癸将绝，精血不足，致使阴阳失调。常见分型为心血虚、肾阳虚和心肾阴虚。

心血虚

素体气血虚弱，复加忧思过度所致，常见症状为精神失常，喜怒无度，喃喃自语，自忧自悲，面色不好，食欲不振，月经量少；舌淡，苔白；脉细弱。施膳原则应以养心安神为主。

肾阳虚

素体虚弱，肾阳虚衰，经断前后肾气更虚，常见症状为头目眩晕，耳鸣腰酸，下肢浮肿，喜温恶寒，或大便溏泄，小便清长，或白带清冷，月经延后，小腹有冷感；舌淡，苔白滑；脉沉细而迟。施膳原则应以温补肾阳为主。

心肾阴虚

素体阴虚血少，经断前后，天癸渐竭，精血衰少，常见症状为头目昏眩，心烦易怒，手足心热，月经量多或漏下淋漓，耳鸣心悸，潮热盗汗，颧红口干；舌红苔少；脉细数。施膳原则应以滋阴潜阳，镇静安神为主。

【心血虚 · 养心安神】

食材推荐

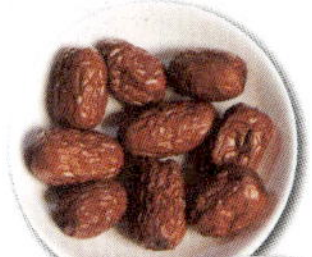

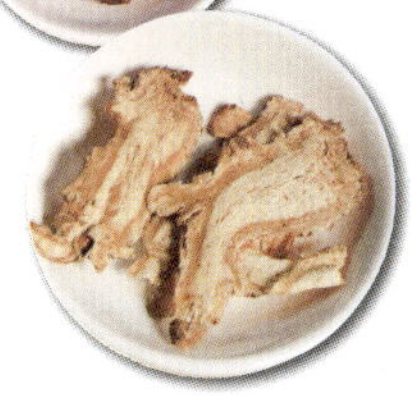

药食同源食材

大枣、甘草、当归、龙眼肉、人参、酸枣仁等。

日常食材

粳米、大麦、胡萝卜、菠菜、芹菜、黑木耳、银耳、香蕉、苹果、鸡蛋、猪心、羊肝、鸡肉、鸽肉、鳝鱼、鳜鱼等。

药膳推荐

甘麦大枣牛乳饮（约 1 人量）

用　料

甘草 3 克，浮小麦 30 克，大枣 10 克，牛奶 500 毫升。

做　法

1.将大枣、甘草、浮小麦洗净。

2.将大枣、甘草和浮小麦放入适量水中，煎煮 20 分钟左右，至药液浓缩至 100 毫升左右。

3.药液过滤后，将滤液加入牛奶中，小火煎煮 5 分钟即可。

功效 安神养心，滋阴润燥。

卤肉饭（约 4 人量）

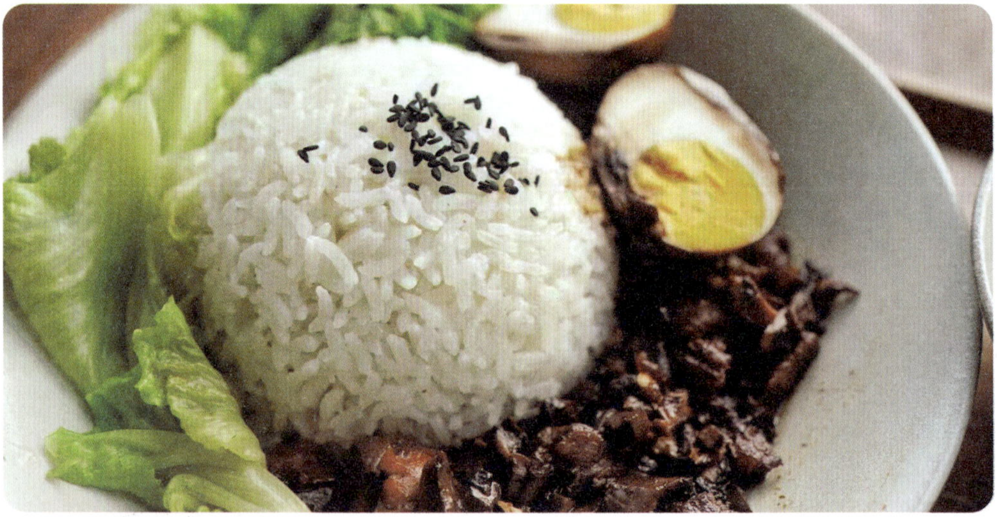

用 料

西洋参 3 克，当归 3 克，黄精 3 克，甘草 2 克，五花肉 500 克，洋葱 200 克，米饭 200 克，生菜 100 克，食用油、盐、蚝油、酱油、白糖、料酒各适量。

做 法

1.将所有药材洗净，加入 800 毫升水，煎煮 20 分钟后，弃去药渣，留药液备用；五花肉切丁备用；洋葱洗净，切碎备用。

2.锅中加入适量油，放入洋葱，小火煸炒至表面酥黄，盛出备用。

3.另起锅烧油，将切好的肉丁放入锅中煸炒，将水分炒干后，加入提前炒好的洋葱丁，再加适量料酒、盐、蚝油、酱油、白糖等调味。

4.加入提前备好的药液，继续小火炖煮 40 分钟左右，至肉软鲜香时盛出装盘。

5.将生菜洗净，焯熟，摆入盘中，再将米饭盛入盘中即可。

功效 补气养血，生津润燥。

【肾阳虚 温补肾阳】

食材推荐

药食同源食材

肉桂、肉苁蓉、干姜、益智仁、芡实、生姜等。

日常食材

黑豆、糯米、核桃、韭菜、土豆、板栗、葡萄、石榴、羊肉、鹿肉、鳝鱼、鲤鱼、对虾等。

药膳推荐

核桃粥 （约 2 人量）

用 料

核桃仁 20 克，覆盆子 10 克，糯米 50 克。

做 法

糯米、核桃仁和覆盆子放入砂锅内，加水煮成稀粥即可，也可加入少许红糖调味。

功效 温补脾肾。

干姜羊肉汤 （约 2 人量）

用 料

干姜 10 克，花椒 3 克，陈皮 6 克，羊肉 150 克，葱、盐、料酒各适量。

做 法

1. 羊肉在凉水中浸泡 2 小时，将羊肉清洗干净后切成小块。
2. 在锅中倒入足量的清水，把切好的羊肉块放入锅中，中火煮开，撇去浮沫，倒入料酒，放入干姜、花椒、葱、陈皮，盖上锅盖，转小火慢炖 1 ～ 1.5 小时。
3. 放入适量的食盐，再转中火继续炖 15 分钟左右即可。

功效 温肾阳，暖脾胃。

【心肾阴虚 · 滋阴潜阳】

食材推荐

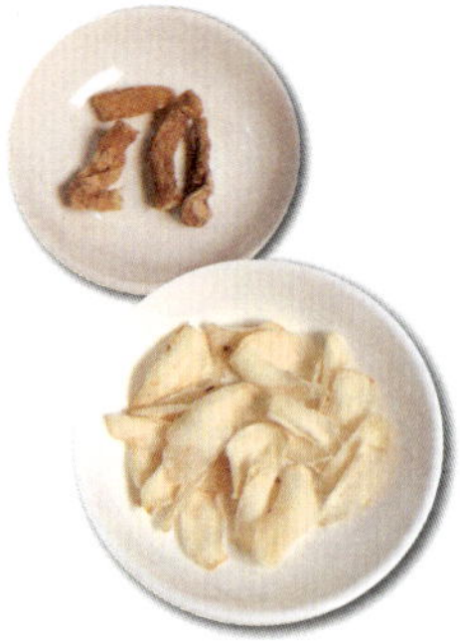

药食同源食材

牡蛎、阿胶、铁皮石斛、覆盆子、黄精、山药、黑芝麻、桑葚、百合等。

日常食材

大麦、小米、豆腐、红薯、芦笋、银耳、梨、橘子、鸡蛋、鸽肉、猪肉、甲鱼、海蛤肉等。

药膳推荐

清拌黄精丝 （约 2 人量）

用料

鲜黄精 250 克，胡萝卜 50 克，盐、醋、香油适量。

做法

1. 鲜黄精洗净，控干，切丝，焯水后备用；胡萝卜洗净，切丝。
2. 将黄精丝和胡萝卜丝装盘，加入适量的盐、醋、香油调味，搅拌均匀即可。

功效 滋阴润燥、养心除烦。

石斛覆盆炖鹌鹑 （约 2 人量）

用料

铁皮石斛 9 克，覆盆子 6 克，鹌鹑 200 克，盐适量。

做法

1. 将鹌鹑宰杀，去毛及内脏，洗净，焯水备用；覆盆子洗净；铁皮石斛切小段，用纱布袋包好，缝口。
2. 将上述用料放入锅中，加适量水，文火炖酥，加适量盐调味即可。

功效 补气养阴，养肝明目。

美容调养

减肥

【症状表现】

肥胖是指人体脂肪积聚过多，造成身体超重。肥胖与否可依据身体质量指数（BMI）、腰臀比（WHR）、腰围身高比（WHtR）衡量。BMI =体重（kg）/ 身高的平方（m^2），WHR = 腰围（cm）/ 臀围（cm），WHtR = 腰围（cm）/ 身高（cm）。成年人各肥胖指标的诊断标准：（1）BMI：$24kg/m^2 \leqslant BMI < 28kg/m^2$ 诊断为超重，$BMI > 28kg/m^2$ 诊断为肥胖；（2）腰围（WC）：男性 WC ≥ 90cm，女性 WC ≥ 85cm 时为肥胖；（3）WHR：男性 WHR > 0.9，女性 WHR > 0.8 时为肥胖；（4）WHtR：WHtR > 0.5 时为肥胖。

【辨证分型】

肥胖以脾虚、肾虚、肝郁为本，痰、热、湿、瘀为标，即“本虚标实”之证。常见湿热壅盛和脾虚湿盛两种分型。

湿热壅盛

饮食不节，过食肥甘厚味，影响脾胃运化，湿浊内生，郁久化热，常见体形肥胖，面赤，肢重倦怠，口臭；舌质红，舌黄苔腻；脉滑或数。施膳原则应以清利湿热为主。

脾虚湿盛

脾胃运化水液功能不足，导致水湿不蕴，泛溢肌肤，出现形体肥胖，浮肿，疲乏无力，纳少腹胀，便溏；舌淡，舌胖大、有齿痕，舌苔薄腻；脉濡或缓。施膳原则应以健脾祛湿为主。

【湿热壅盛 · 清热利湿】

食材推荐

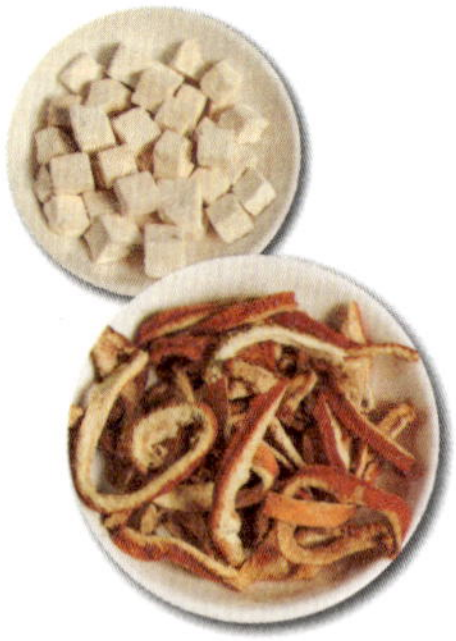

药食同源食材

薏米、荷叶、陈皮、芡实、赤小豆、橘红、山楂、茯苓等。

日常食材

糙米、绿豆、白萝卜、猴头菇、冬瓜、海带、瘦猪肉等。

药膳推荐

山楂降脂茶（约 1 人量）

用　料

山楂 3 克，麦芽 5 克，决明子 3 克，荷叶 3 克，绿茶 5 克。

做　法

1. 将山楂、决明子、麦芽加入锅中，加水煎煮 30 分钟。
2. 加入荷叶和绿茶，再煮 10 分钟即可。

功效 消食导滞化积，清热利湿化痰。

小贴士

胃酸过多者不宜多饮。

薏仁糙米饭（约 2 人量）

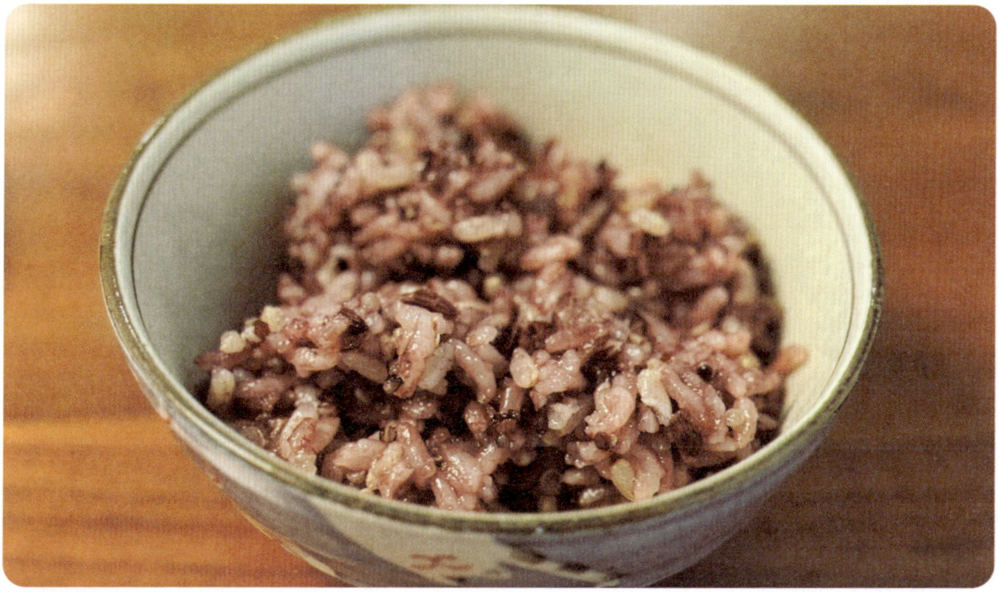

用 料

薏米 20 克，赤小豆 25 克，三色藜麦 20 克，大米 50 克，紫米 50 克，糙米 50 克。

做 法

1. 将所有食材分别淘洗干净，薏米和赤小豆提前浸泡 1 小时。
2. 把所有食材一起倒入电饭锅内，加入适量水，蒸熟即可。

功效 和胃益气，清热利湿。

【脾虚湿盛 健脾祛湿】

食材推荐

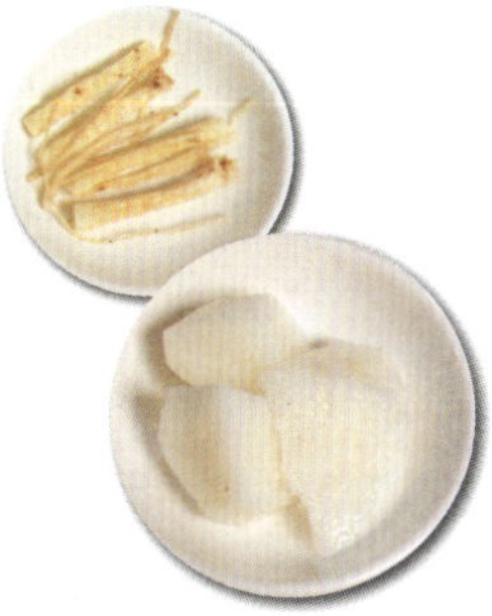

药食同源食材

茯苓、砂仁、党参、芫荽、山药、麦芽、陈皮等。

日常食材

小米、南瓜、红小豆、鲫鱼、鲤鱼、猪肚等。

药膳推荐

山柰菌菇煲素鸡 （3 ~ 4 人量）

用 料

山柰 10 克，素鸡 250 克，草菇 50 克，蟹味菇 50 克，干茶树菇 30 克，鲜猴头菇 1 个，芫荽 1 根，洋葱半个，葱 1 根，姜 3 片，熟芝麻 50 克，食用油、白糖、食盐、老抽、生抽、淀粉各适量。

做 法

1. 素鸡切成 1 厘米厚的厚片，猴头菇、草菇切小块，洋葱一半切丝、一半切片，葱切段，茶树菇用水泡发。
2. 素鸡入油锅炸至两面金黄，放入凉水中浸泡 20 分钟至表面形成气孔，备用。
3. 锅中加入食用油，放入葱段、生姜片和山柰片爆香，再放入少许洋葱丝翻炒数下，加入泡茶树菇的水。
4. 锅内水烧开后，加入生抽、老抽、食盐、白糖等调料混匀，捞出汤汁中的葱、姜等残渣，倒入水淀粉，把汤汁稍微收浓后停火。
5. 取砂锅，将步骤 4 的汤汁倒入砂锅内，再放入所有的菌菇、素鸡和洋葱片，加盖焖煮，出锅前撒入少许芫荽和熟芝麻增香。

功效 健脾开胃，理气祛湿。

猪肚益胃汤 （2 ~ 3 人量）

用 料

党参 10 克，茯苓 20 克，灵芝 10 克，花椒 5 克，胡椒 10 克，猪肚 1 个（约 500 克），食盐、蚝油、味精各适量。

做 法

1. 猪肚剖开，用盐、淀粉搓洗干净后，纳入所有药材，再用棉线缝合。
2. 锅中加 1000 毫升水，放入猪肚，加适量调味品，煮 2 小时。
3. 猪肚软烂后切开，去除里面的药材，食猪肚，喝汤。

功效 温中健脾，祛湿散寒。

增肌

【症状表现】

男性标准体重（单位：千克）为：［身高（cm）−80］×0.7，女性标准体重（单位：千克）为［身高（cm）−70］×0.6。通常认为体重低于标准体重10%的可定义为低体重，低于20%的为消瘦。

膳食原则

中医认为脾胃为后天之本、气血生化之源，当脾运化水谷的功能减弱，无法正常输布精微时，可见食欲不振，食入过少，日久出现形体消瘦。脾主肌肉，增肌的关键在于健脾胃，补气血。膳食原则应以健脾益气为主。

食材推荐

药食同源食材

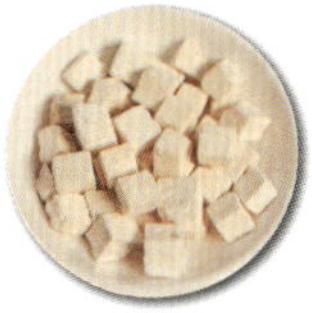

山药、茯苓、淡豆豉、白术、山楂、蜂蜜等。

日常食材

南瓜、栗子、小米、桂圆、牛肉、猪肚、鸡肉、酥油等。

药膳推荐

八不儿汤 （2 ~ 3人量）

用　料

草果6克，姜黄6克，西红花3克，羊肉约500克，白萝卜约500克，芫荽叶、盐各适量。

做　法

1. 羊肉洗净，切块，焯水去腥；白萝卜洗净，切块。

2.锅内加入 1000 毫升水烧开，下入羊肉、白萝卜，加入草果、姜黄和西红花，同煮 1 小时。

3.临出锅时加入芫荽叶、盐少许，调和匀，配香米饭食之。

功效 温阳，健脾，益气活血。

茯苓馄饨 （多人量）

用 料

茯苓粉 20 克，豆豉 50 克，黄母鸡肉 400 克，馄饨皮、食盐各适量。

做 法

1.豆豉加入水中，大火烧开后转小火煮半小时，弃豆豉取汁备用。

2.将母鸡肉剁碎，加入茯苓粉，再加入适量食盐，调制成馅。

3.用馄饨皮包馅制成小馄饨，锅中加入豆豉汁，再加入适量水，下入小馄饨煮熟即可。

功效 益气和胃，补虚。

抗衰紧致

【症状表现】

皮肤松弛、干燥，出现皱纹。

膳食原则

由于肺气虚衰，宣发功能失常，或脾胃虚弱，或情志不畅、肝失疏泄等，影响了水谷精微化生气血，使面部肌肤的气血濡养不足而致。膳食原则应以养阴润肺、滋补气血、疏肝健脾为主。

食材推荐

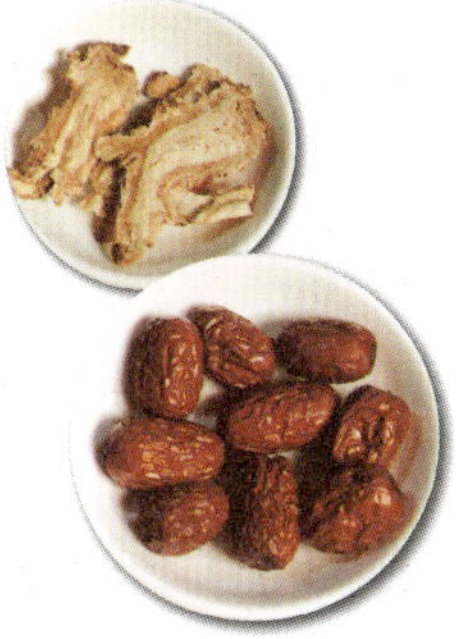

药食同源食材

山药、当归、蜂蜜、牡蛎、大枣、甘草、人参、玫瑰花、当归、佛手等。

日常食材

猪皮、猪蹄、梨、莲藕、甲鱼、鱼、虾、银耳、猪骨、牛骨、花胶、黄瓜等。

药膳推荐

益脾饼 （约 2 人量）

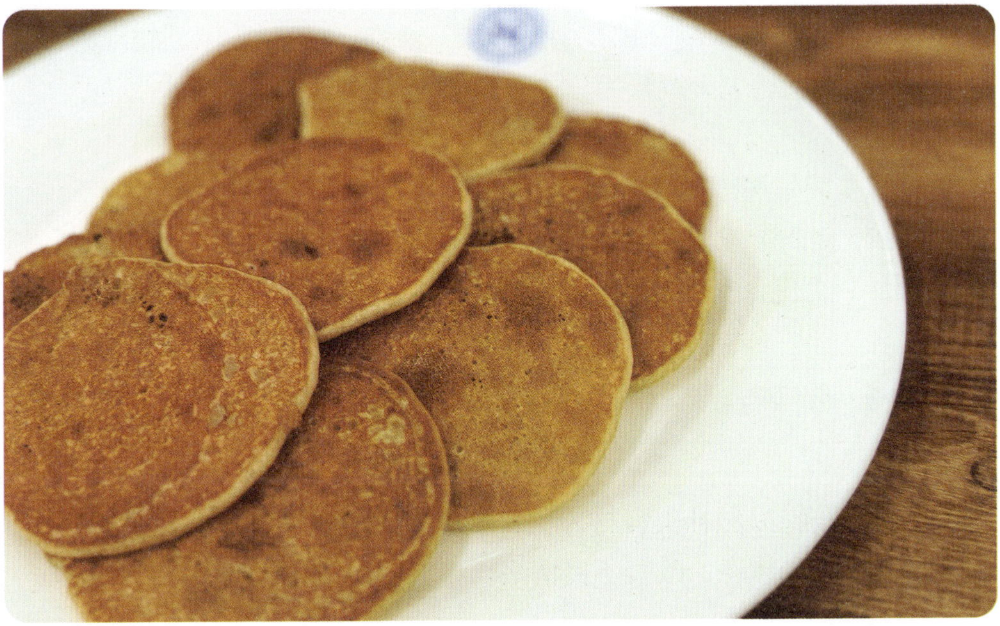

用 料

茯苓粉 20 克，干姜粉 2 克，鸡内金粉 10 克，枣肉泥 100 克，低筋面粉 200 克，酵母 3 克，牛奶、花生油各适量。

做 法

1. 将茯苓粉、干姜粉、鸡内金粉筛入低筋面粉中，搅拌均匀。
2. 枣泥用适量的水稀释后也加入面粉中。

3. 加入适量酵母粉，再加入适量牛奶和花生油，调制成稀糊状。

4. 将电饼铛烧热至 170℃左右，刷适量油，取适量面糊舀入锅中加热 3 分钟，等待正面半熟（发黄凝固）后翻面，至两面金黄后即可出锅。

功效 健脾和胃。

枸杞花胶养肤汤 （2 ~ 3 人量）

用 料

枸杞子 5 克，干花胶 30 克，猪筒骨 500 克，鲜香菇 50 克，大葱、生姜、食盐各适量。

做 法

1. 将干花胶用清水浸泡一夜，去除筋膜，洗净，放入锅中，加适量清水、姜片、盐，大火煮开后，转中火煮 20 分钟，捞出用冷水浸泡，备用。

2. 香菇、猪筒骨洗净备用。

3. 将花胶、猪筒骨一起放入砂锅中，加清水、葱段、姜片，武火煮沸，撇去浮沫，再倒入香菇、枸杞子，改文火煲 1 小时，加适量食盐调味即可。

功效 抗皱润肤，滋补肝肾。

注意事项

本系列药膳以滋补类食材为主，重感冒时不宜食用。此外，还要注意睡眠和休息，改善不良情绪。

美白亮肤

【症状表现】

颜面皮肤发暗，眼眶周围、额头部和双颊部有过度色素沉着，面部皮肤萎黄、黯淡、无光泽。

膳食原则

皮肤暗沉多为气血运行不畅所致，膳食原则应以活血化瘀、滋阴润燥为主。

食材推荐

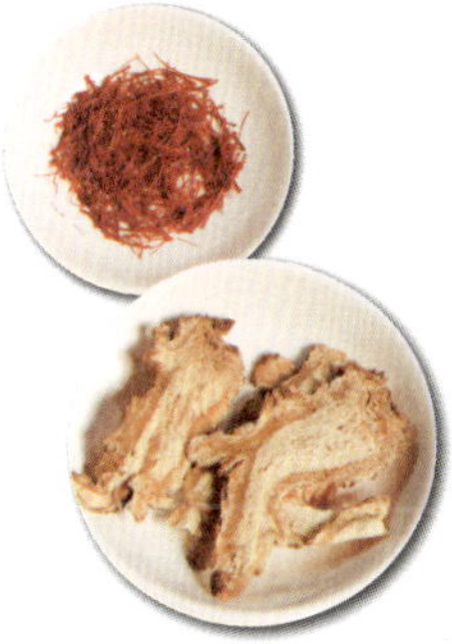

药食同源食材

杏仁、玉竹、当归、西红花、百合、山药、黄精、桑葚、茯苓等。

日常食材

桃花、黄豆、雪耳、核桃、西红柿、草莓、苹果、胡萝卜、丝瓜等。

药膳推荐

玉竹雪耳猪蹄筋汤 （约 2 人量）

用　料

玉竹 6 克，雪耳 15 克，苹果 2 个，猪蹄筋 250 克，食盐适量。

做　法

1. 苹果洗净，每个苹果带皮切 4 块，去核备用。
2. 玉竹、雪耳泡发，洗净，备用；猪蹄筋洗净，焯水，备用。
3. 所有食材一同放入砂锅，加适量清水，武火煮开后转文火煲 1 小时，加入适量食盐调味即可。

功效 滋阴润肤，祛斑养颜。

黄豆杏仁核桃糊 （约 3 人量）

用　料

甜杏仁 6 克，黄豆 300 克，鲜核桃仁适量。

做法

1. 黄豆洗净后焙熟，与甜杏仁一起浸泡 2 小时备用。

2. 鲜核桃仁捣烂，与甜杏仁及黄豆一起加入料理机，加适量清水，打成糊状即可。

功效 滋补肺肾，净肤祛黄。

注意事项

本系列药膳多有行气活血功效，孕妇慎用。

控油祛痘

【症状表现】

痘痘又名痤疮，有的鲜红色，后期有脓头；有的颜色暗，不易消退，残留痘印。常与面部出油同时出现。

膳食原则

饮食不节，过食辛辣及肥甘厚味，复感外邪，或肺经蕴热，外感风邪，或脾胃湿热内蕴，上蒸于面部而形成。颜色鲜红有脓头的“火气痘”，应以清热泻火为主要膳食原则；面部出油严重、湿热，应以清热、健脾、祛湿为主；残留痘印的“血瘀痘”，还应注重活血化瘀。

食材推荐

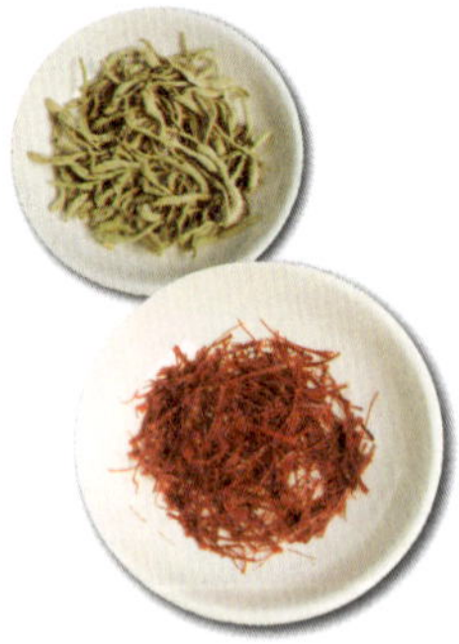

药食同源食材

薏米、蒲公英、金银花、淡竹叶、茯苓、杏仁、桃仁、西红花、芦根、鱼腥草等。

日常食材

海带、冬瓜、苦瓜、绿豆、绿茶、赤小豆、豆腐、芦荟等。

药膳推荐

海带薏米冬瓜汤 （约 2 人量）

用 料

薏米 6 克，鲜海带 50 克，冬瓜 300 克，海米、食盐各适量。

做 法

1. 薏米洗净，清水浸泡 2 小时；海带洗净，切小块；冬瓜去皮，切块。
2. 将三种食材一起放到砂锅内，加适量清水，武火煮沸，加入海米，改文火煲煮 30 分钟，加适量食盐调味即可。

功效 清热泻火，健脾祛湿。

参苓鹅汤 （2 ~ 3 人量）

用 料

桃仁 10 克，茯苓 6 克，人参 1 根，枸杞 6 克，枣片 6 克，冬瓜 200 克，大鹅半只，料酒、姜片、大葱、香菜、食盐、香油各适量。

做 法

1. 大鹅斩块，冷水入锅，加料酒焯去血沫，捞出后用热水洗净备用；桃仁、人参、茯苓洗净；冬瓜洗净，去皮，切块；大葱洗净，切段。
2. 将鹅肉放入锅中，再加入桃仁、茯苓、人参、姜片、葱段等，加适量清水武火煮沸，改文火煨 1 小时。
3. 加入冬瓜块、枸杞及枣片，继续炖煮 10 分钟左右，加适量食盐及香油调味，盛出，撒少许香菜末即可。

功效 活血化瘀，清热祛湿。

防脱发

【症状表现】

脱发分斑秃和脂溢性秃发。斑秃是毛发突然发生局限性斑状秃落，又称“鬼剃头”。脂溢性秃发是表现出毛发稀疏脱落的一种皮肤病。脱发伴随的表现很多，不同原因导致的脱发表现不同。

【辨证分型】

中医认为，发为“血之余、肾之华”，与脾、胃、肝、肾都有密切的关系。常见肾气亏虚、风盛血热两种分型。

肾气亏虚

肾气不足，肾精亏虚，则毛发不能正常生长。常见症状为头发大片脱落；毛发稀少细软，生长发育迟缓；或老年体弱，毛发干枯、少泽、脱落，伴腰膝酸软、牙齿松动、耳鸣；舌质淡红，苔白；脉沉细。此外，还经常伴随心慌、无力、头晕目眩、月经失调等。膳食原则应以滋肾填精、益气养血为主。

风盛血热

血分蕴热，外受风邪，外风与内热相搏，上犯巅顶；或情志不遂，五志过极化热化火，热盛生风，上犯巅顶，热伤阴血，灼伤毛窍，则毛发失养而脱落。常见症状为头发突然大片脱落，头皮微红痒痛；或头发干细少泽，散在脱落，头屑多而细碎干燥，头皮瘙痒；伴心烦急躁，失眠多梦；舌质红，苔薄黄；脉细数。膳食原则应以祛风清热为主。

【肾气亏虚 ◎ 滋肾填精】

食材推荐

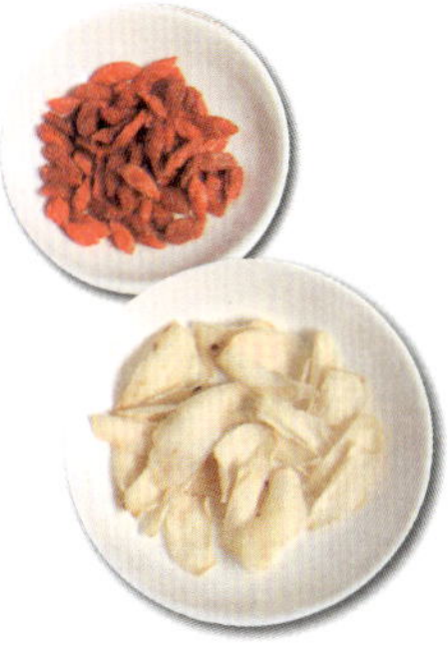

药食同源食材

黑芝麻、核桃、阿胶、枸杞、蜂蜜、百合、黑枣、生姜、桑葚等。

日常食材

核桃仁、猪心、黑豆、粳米等。

药膳推荐

黄精萝卜牛肉煲（约 4 人量）

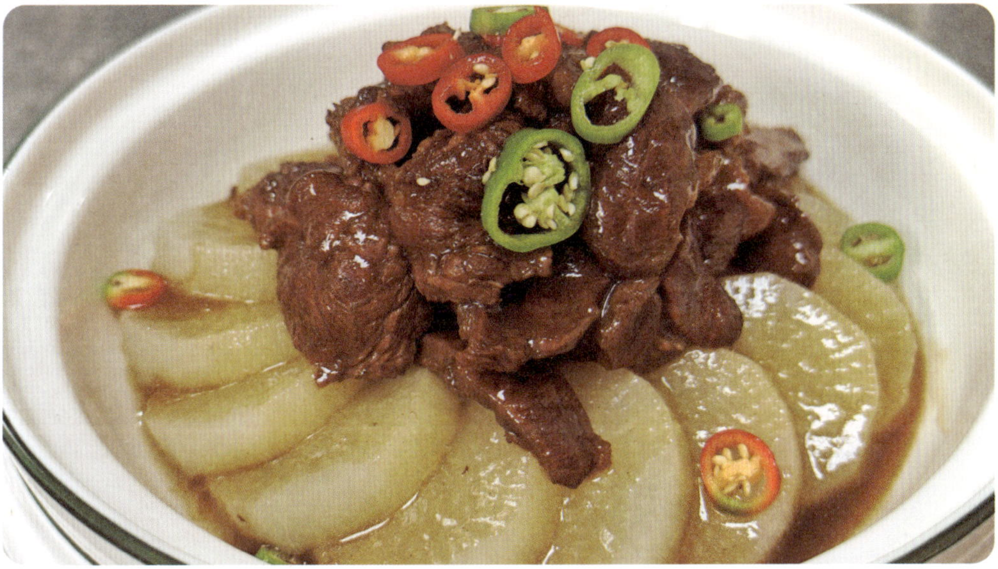

用 料

黄精 10 克，牛腱子肉 500 克，白萝卜 300 克，彩椒、葱、姜、盐、料酒各适量。

做 法

1. 牛腱子肉洗净，切块，下入冷水锅中，烧开焯水除血沫后捞出洗净，备用。

2. 白萝卜去皮，切 1 厘米厚的大片，用小火煨熟。

3. 另起锅，加入牛肉、黄精、葱、姜、料酒，小火煨 1 小时左右，至牛肉熟烂，加盐调味。

4. 萝卜装盘垫底，倒入熟牛肉和汤。将彩椒切碎，撒上即可。

功效 滋肾养阴，补血益气。

芝麻核桃糊 （约 2 人量）

用 料

黑芝麻 6 克，茯苓 5 克，核桃仁 15 克，蜂蜜 3 克。

做 法

1. 将黑芝麻、茯苓、核桃仁共研为末。

2. 拌入蜂蜜，蒸熟服用。

功效 消食和中，健脾补肾，益气养血。

【风盛血热 祛风清热】

食材推荐

药食同源食材

马齿苋、蒲公英、莲子、薏米、桑叶、菊花等。

日常食材

猪排骨、黄豆、粳米、苦瓜、黄瓜、芹菜等。

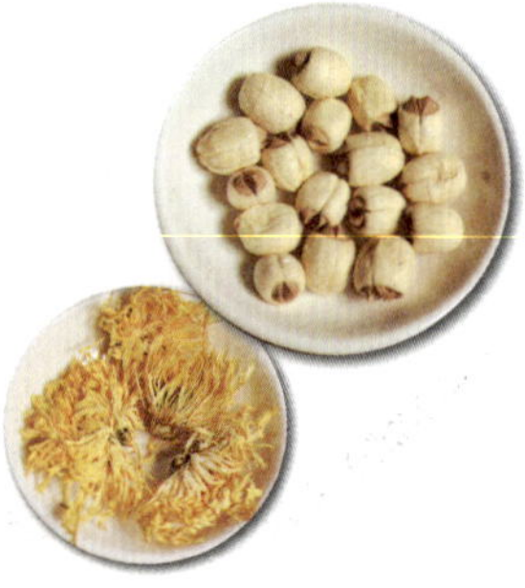

药膳推荐

蒲公英黑豆糖 （多人量）

用 料

蒲公英 150 克，黑豆 500 克，冰糖 200 克。

做　法

1.将蒲公英、黑豆加水煮熟。

2.弃蒲公英渣，再加冰糖，小火将水收干，每日服用 50 克。

功效 补肾清热生发。

苦瓜黄豆煲排骨汤 （约 2 人量）

用　料

生姜 5 克，苦瓜 1 个，黄豆 200 克，猪排骨 250 克，食盐适量。

做　法

1.将苦瓜、黄豆、生姜洗净。

2.苦瓜去核切块，然后用盐水浸泡大约 15 分钟；黄豆浸泡 2 小时；排骨洗净切段，焯去血沫。

3.将所有食材一起放进瓦煲中，加清水 6 碗，用武火煲沸后，改用文火煲 1 小时，加入食盐少许，喝汤，吃苦瓜及猪排骨。

功效 清热生发。

乌发

【症状表现】

白发是一种以头发部分或全部变白为特征的皮肤病。

膳食原则

白发主要由肝肾亏虚，先天禀赋不足，情志不遂，思虑过度或不良的生活习惯导致。

常见症状为头发部分或全部变白，伴有焦虑、悲伤、头晕、消瘦等。膳食原则应以补益肝肾、活血化瘀为主。

食材推荐

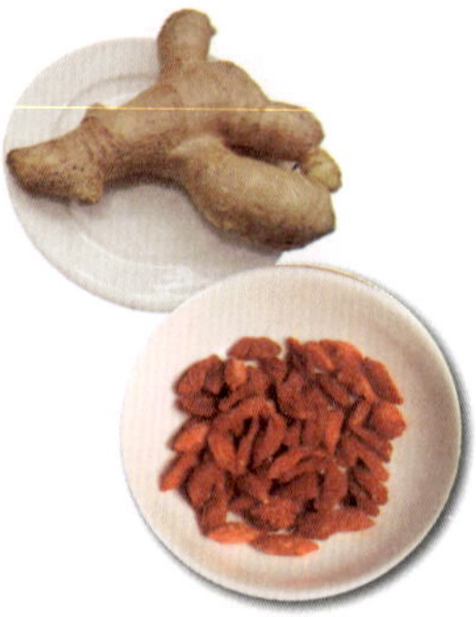

药食同源食材

桑葚、黑芝麻、蜂蜜、生姜、枸杞子等。

日常食材

黑豆、核桃仁、鲫鱼、黑鱼、虾、粳米等。

药膳推荐

枸杞覆盆子黑豆杂粮饮 （约 2 人量）

用　料

枸杞子 10 克，覆盆子 10 克，黑豆 20 克，小米 30 克，粳米 30 克，燕麦 30 克。

做　法

1. 将所有材料洗净。
2. 将用料加入破壁机中，放入适量水，按下“豆浆”键，制成后放至温热即可饮用。

功效 补肾益气，养肝明目。

桑葚黑芝麻丸 （多人量）

用　料

桑葚（干品）30 克，黑芝麻 120 克，蜂蜜适量。

做　法

1. 桑葚洗净，晾干研末；黑芝麻磨成粉。
2. 两者分别盛在陶瓷罐中，食用时按桑葚末与黑芝麻配比为 1 ∶ 4 的比例，将桑葚末与芝麻粉混合，加入适量蜂蜜，揉成约 10 克重的丸。早晚各服 1 丸，温开水送服。

功效 补肝益肾，乌发养发。

第四章 04

青少年茁壮成长药膳

感冒

感冒是一种常见的呼吸道疾病，中医认为感冒主要是由于风寒、风热等邪气侵入人体所致。根据中医辨证论治的原则，不同类型的感冒应采用不同的治疗方法。

【症状表现】

感冒病证多由六淫邪气入侵，卫气不固，肺气失宣所致。以恶寒发热，头痛，身痛，有汗或无汗，脉浮为主要临床表现。感冒的主要症状包括鼻塞、流涕、喷嚏、咳嗽、头痛、恶寒发热等。

【辨证分型】

根据病因和患者体质的不同，感冒主要分为风寒感冒、风热感冒，以及气虚感冒三种证型。感冒的病因主要是外感风寒、风热等邪气。病机则包括邪气侵袭、正气不足、卫外不固等。中医认为，人体正气不足，卫外不固，易受外邪侵袭而导致感冒。

中医认为，感冒时应以清淡饮食为主，避免过于油腻、辛辣的食物，以免加重病情。同时，应适当增加饮水量，以促进身体新陈代谢，有助于病情的康复。因此，膳食原则主要包括：

清淡易消化、营养均衡、多喝水等。可选用一些解表药膳来治疗感冒症状。解表药膳是以辛散发表的药物与食物组成的，具有发散表邪的作用。主要用于防治感冒的药膳，分为发散风寒药膳、发散风热药膳及扶正解表药膳三类。

风寒感冒

风寒感冒主要是由于外感风寒之邪，侵袭肌表，导致肺气失宣，出现恶寒重、发热轻、无汗、头痛、鼻塞、流清涕等症状。风寒感冒患者通常会感到全身不适，包括身体乏力、肌肉酸痛、寒战、头痛剧烈、鼻塞、流清鼻涕、咳嗽、咳痰稀薄且色白等。施膳原则应以疏风散寒为主。

风热感冒

风热感冒主要是由于外感风热之邪，热邪入体，导致肺气失和，出现发热重、微恶风、头胀痛、咽喉红肿疼痛、咳嗽等症状。风热感冒患者通常会感到喉咙疼痛剧烈、鼻塞、流黄鼻涕、咳嗽痰黄、口干舌燥等。施膳原则应以疏风散热为主。

气虚感冒

气虚感冒是由于体质虚弱，正气不足，外邪入侵肌表，导致头痛身痛、鼻塞流涕、恶寒无汗等症状。气虚感冒的患者除了有感冒的常见症状外，还会感到乏力、少气懒言、食欲不振等。施膳原则应以补气扶正解表为主。

【风寒感冒 · 疏风散寒】

食材推荐

药食同源食材

紫苏、生姜、香薷、白芷、淡豆豉等。

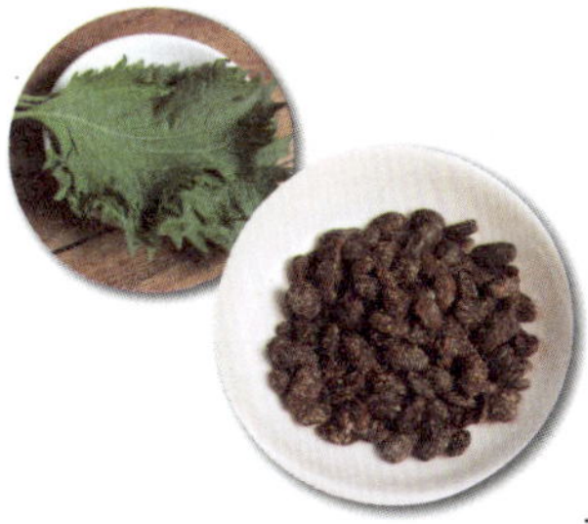

日常食材

葱白、芫荽、粳米、豆腐、红糖等。

药膳推荐

鲜葱白粥 （约 2 人量）

用　料

新鲜连根葱白 2 棵，淡豆豉 10 克，粳米 100 克，食盐少许。

做　法

1. 将连根葱白洗净，切成 3 厘米长的节段；粳米淘洗干净，备用。
2. 将粳米放入砂锅内，加水适量，置武火上烧沸，再用文火熬煮至五成熟时，加入新鲜连根葱白、食盐、豆豉，继续煮至粳米熟烂即成。

功效 发汗解表。适合外感风寒感冒初起，症见恶寒发热、无汗头痛、鼻塞等。

姜糖苏叶饮 （约 1 人量）

用　料

生姜 15 克，紫苏叶 15 克，红糖 10 克。

做　法

1. 将生姜洗净，切丝；紫苏叶洗净，切丝。
2. 将生姜和紫苏叶装入茶杯中，开水冲泡，盖上盖，浸泡 10 分钟，调入红糖搅匀即可。

功效 解表散寒，和胃宽中。适合外感风寒、脾胃不和所致的头痛、恶寒发热、胸闷不舒、恶心呕吐等症，对胃肠型感冒尤为适宜。

【风热感冒 · 疏风散热】

食材推荐

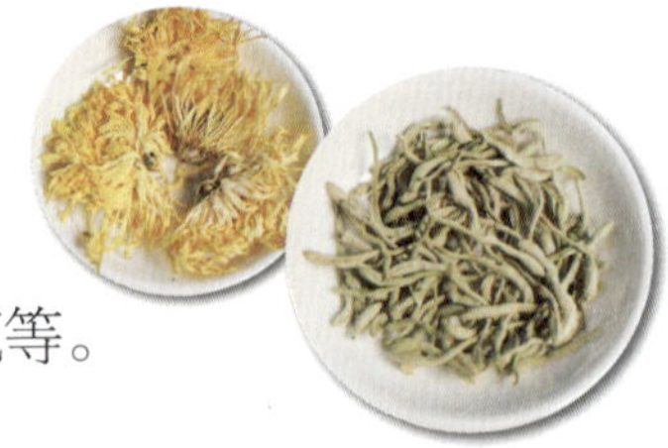

药食同源食材

薄荷、桑叶、菊花、葛根、淡豆豉、金银花等。

日常食材

粳米、豆腐、白菜、香菇等。

药膳推荐

薄荷粥 （约 2 人量）

用　料

鲜薄荷 30 克，粳米 100 克。

做　法

1.将薄荷洗净，放入砂锅内，加水适量，煎煮 5 ~ 10 分钟，去渣，留汁待用。

2.将粳米淘洗干净，置砂锅中，加入适量清水，武火烧沸，转文火煮至七八分熟时，加入薄荷汁，继续煮至粳米熟烂即成。

功效 疏散风热，清利头目。适合外感风热所致的发热头痛，目赤，咽喉肿痛等症。

桑菊茶 （1 人量）

用　料

桑叶 10 克，菊花 5 克。

做　法

1.桑叶、菊花二药共研为粗末，用纱布袋装袋。

2.沸水冲泡，温服。

功效 疏散风热，化痰止咳。适合外感风热所致的发热头痛、鼻塞流涕、咳嗽痰多等症。用于上呼吸道感染、急性气管支气管炎等属于风热犯肺者。

小贴士

素体阳虚或脾虚便溏者慎用。

【气虚感冒 扶正解表】

食材推荐

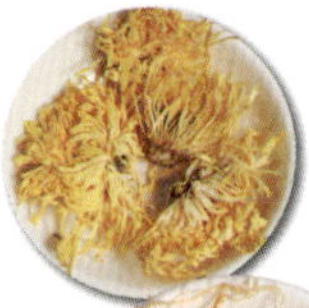

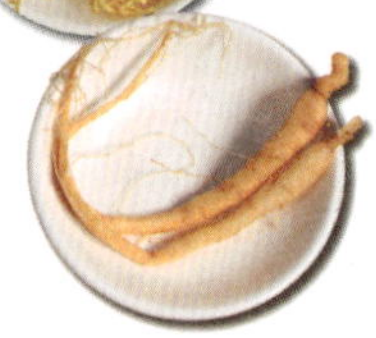

药食同源食材

紫苏、葛根、菊花、香薷、人参、桔梗、淡豆豉等。

日常食材

粳米、小米、山药、板栗、白菜、香菇、核桃仁等。

药膳推荐

人参薄荷饮 （约 2 人量）

用 料

鲜薄荷叶 60 片，生姜 3 克，人参 5 克。

做 法

1.将人参去掉芦头并拍碎，生姜切成薄片。

2.砂锅内加适量水，武火煮沸，加入人参和生姜，共沸 20 分钟。

3.最后加入鲜薄荷叶，再煮沸 5 分钟即成。

功效 益气解表，疏风清热。适合气虚之人外感风热所致的发热头痛，咽喉肿痛，咳嗽不爽等症。用于气虚之人上呼吸道感染、流行性感冒、急性支气管炎、肺炎等属于风热犯肺者。

小贴士

脾胃虚寒及外感无虚者勿用。

葱豉炖豆腐 （约 2 人量）

用 料

葱白 3 根，淡豆豉 20 克，鲜豆腐 250 克。

做 法

1.葱白洗净，切成 2 厘米长的细丝，备用。

2. 取鲜豆腐置锅内，加水适量，武火煮沸，文火保持微沸 30 分钟。

3. 加入葱白和淡豆豉，保持微沸 5 分钟即成。

功效 祛风解表，益气和中。适合脾胃虚弱之人感受风邪所致的头痛，恶寒微热，鼻塞流涕等症。用于脾胃虚弱之上呼吸道感染，也适合常人食用。

注意事项

此类药膳多由辛散轻扬之品组成，故不宜久煎久炖，否则药性耗散，功效减弱。同时应以温服为宜。服用时，宜避风寒，或增加衣被，以保暖助汗。取汗以遍身微汗为佳。饮食上宜忌酸涩之品，如话梅、杏、柠檬、醋等，以免敛邪，使病程迁延难愈。

中医认为感冒是外感疾病的一种，应以预防为主，调理为辅。通过合理的膳食和药膳调理，有助于增强体质，预防感冒的发生。在面对感冒时，应保持乐观的心态，积极配合治疗，相信身体有自然痊愈的能力。

食积

伤食积滞、消化不良是指饮食不当、脾胃受损导致的一种胃肠疾患。中医认为，积食的病因病机主要包括食滞脾胃和脾虚食积两种类型。

【症状表现】

本病多以不思饮食，食而不化，脘腹胀满，嗳气酸腐，大便溏薄或秘结酸臭为主要表现。本病既可单独出现，也可夹杂于其他疾病中。各种年龄均可发病，但以青少年多见。禀赋不足，脾胃素虚，饮食不当及病后失调者，更易罹患该病。

【辨证分型】

伤食积滞、消化不良常由饮食不当，伤及脾胃，或脾胃虚损，复伤饮食所致，其病变脏腑在脾胃。因胃主受纳，脾主运化，一纳一化，饮食物得以消化。若脾胃受损，纳化失和，乳食停聚不消，积而不化，气滞不行，则成积滞。若积久不消，迁延失治，则可进一步损伤脾胃，导致气血生化乏源，营养不足，生长发育障碍，形体日渐消瘦。

中医认为，伤食的病因病机主要包括食滞脾胃和脾虚食积两种类型。中医治疗应以消食化积、健脾益气为主，根据不同的证型和症状表现，采用相应的药物治疗和饮食调理。同时，注意调整饮食结构，避免暴饮暴食，适当运动，增强脾胃功能。

食滞脾胃证

由于暴饮暴食，过度食用油腻、生冷、不易消化的食物，导致脾胃运化不及，食物停积于胃肠，形成食积证。病机为脾胃受损，气机不畅，出现脘腹胀满疼痛、嗳气、恶心、呕吐等症状。施膳原则应以消食导滞为主。

脾虚食积证

由于脾气虚弱，运化无力，食物不能正常消化吸收，停积于体内，形成脾虚食积证。病机为脾胃虚弱，气血生化不足，同时伴有食欲不振、腹胀、腹泻等症状。施膳原则应以健脾消食为主。

【食滞脾胃证 · 消食导滞】

食材推荐

药食同源食材

山楂、麦芽、莱菔子、菊苣、鸡内金、布渣叶、橘皮等。

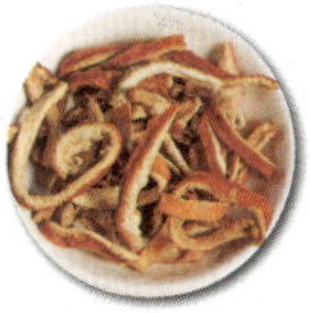

日常食材

沙棘、芫荽、白萝卜、柚子、粳米、红枣等。

药膳推荐

山楂肉干 （2人量）

用　料

山楂50克，精猪肉500克，葱、姜、黄酒、味精、酱油、花椒面、花生油、芝麻油、白糖、食盐各适量。

做法

1. 猪肉去皮、筋，山楂拍破。

2. 锅中加 2000 毫升水，放入一半山楂，用武火烧沸后，将猪肉放入锅中同煮，煮至肉六成熟时将肉捞出。

3. 将猪肉切成约 3 厘米长的粗条，加酱油、葱段、姜片、黄酒、花椒面拌匀，腌 1 小时后，沥水。

4. 将花生油烧至八成热，放入肉条，炸至色微黄，捞出沥油。

5. 锅内留油少许，把另一半山楂倒入略炸后，再放入肉条反复翻炒，淋少许芝麻油，加盐、白糖拌匀，用文火收干汤汁，调入味精即成。

功效 消食化积，降脂降压。适合食积停滞，肉积不消，以及高脂血症、高血压病。

山楂墨鱼片 （4 人量）

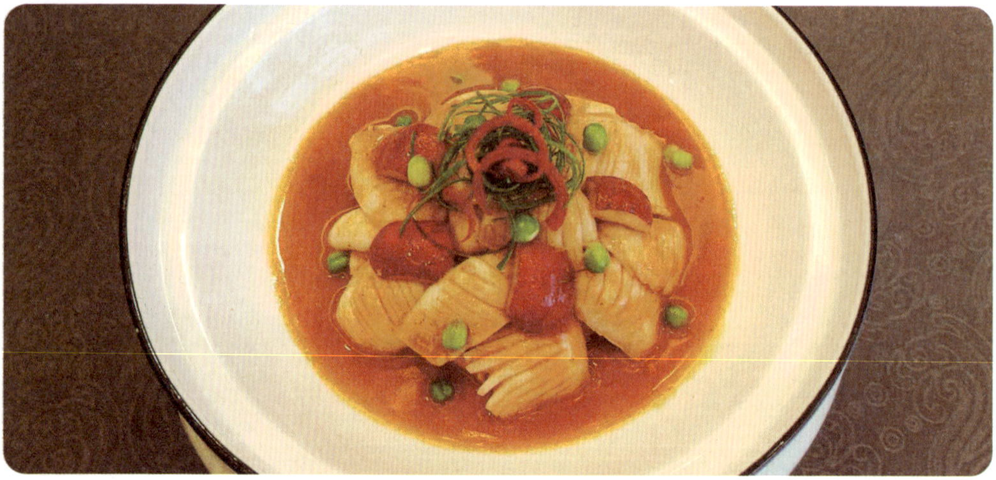

用料

鲜墨鱼 600 克，青豌豆 15 克，山楂 30 克，番茄酱 10 ~ 15 克，山楂切片 6 克，食用油、酱油、盐、味精、料酒、葱丝、姜丝、白糖、鲜汤各适量。

做法

1. 墨鱼剥去黑皮，去内脏，洗净，剖成长 3.5 厘米、宽 2.5 厘米的薄片；青豌豆洗净，备用。

2.墨鱼片加葱丝、姜丝、料酒去腥，焯水 30 秒后出锅备用。

3.制作山楂酱：山楂 30 克、水 100 毫升、白糖 20 克混合，小火同煮 30 分钟即成，备用。

4.另取一锅，放入食用油烧热，加入山楂酱、番茄酱、酱油、鲜汤、盐和味精，烧稠后放入墨鱼片及青豌豆略炒，撒葱丝，将山楂切片点缀于墨鱼片上即可。

功效 益气降脂，消积化食。适合食积停滞，肉积不消，以及高脂血症、高血压病。

【脾虚食积证 健脾消食】

食材推荐

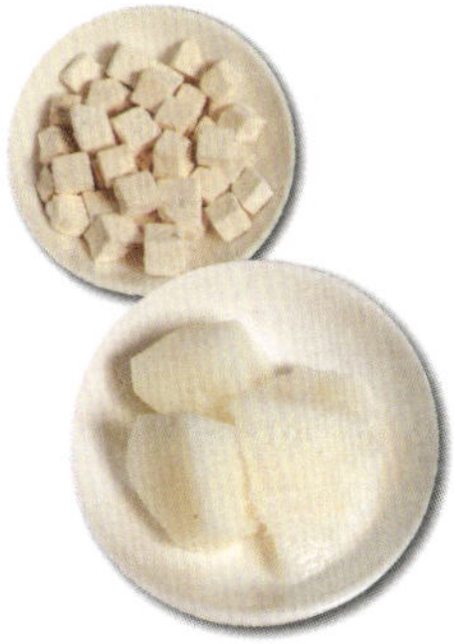

药食同源食材

山楂、茯苓、山药、余甘子、麦芽、橘皮、鸡内金等。

日常食材

山药、莲子、番茄、猪肚、薏米、小米、红枣、白扁豆、鸡肉、鸭肉等。

药膳推荐

消食内金粥 （2 人量）

用　料

鸡内金 9 克，山药 20 克，干姜 3 克，粳米 100 克。

做　法

1.取鸡内金洗净，置砂锅内，加水适量，武火煮沸，转文火保持微沸 30 分钟。加入干姜继续煎煮 20 分钟，取汁，弃渣。

2.将粳米淘洗干净，山药去皮切丁，另取一锅，将粳米和山药煮至八分熟。

3.兑入药汁，继续煮至粥熟烂即成。

功效 消食健脾，温中散寒。适合脾胃虚寒所致的饮食不消、食欲不振、大便溏薄等症。用于消化不良属于脾胃虚寒者。

山药扁豆糕 （4 ~ 6 人量）

用 料

山药 200 克，陈皮 6 克，红枣 200 克，鲜扁豆 100 克，大米粉 50 克。

做 法

1.将枣肉切碎，陈皮切丝，鲜山药切成薄片，鲜扁豆切碎，共同混匀，加米粉搅拌均匀，做成糕。

2.将糕放上笼屉，用武火蒸 15 ~ 20 分钟即成。

功效 健脾止泻。适合脾气虚弱所致的大便溏软，泄泻，食积腹胀，厌食，面黄肌瘦，乏力等症。适用于脾虚食积不化者，也适宜常人食用。

注意事项

本类药膳宜饭后服。此类药膳多属渐消缓散之剂，虽作用和缓，但部分药物也有耗气之弊，应中病即止，不宜过剂、久服，以免耗伤正气。对脾虚食积者，当以调养脾胃为主。

脱发、白发

【症状表现】

临床症见须发早白，发枯无泽，脱发等。

【辨证分型】

中医认为，脱发、白发是人体内肝肾亏损、精血不充，或湿热内蕴等病因引起的。这些因素会影响人体的气血循环，导致毛囊失养，从而出现脱发、白发等症状。常见有肝肾不足和湿热内蕴两种分型。

肝肾不足

肝藏血，而“发为血之余”，肾藏精，而“其华在发”。因此，人体毛发与肝、肾两脏的关系最为密切，肝肾功能正常，精血充盛，则毛发荣润光泽，不易脱落。若肝肾亏损，精血不足，毛发失于濡养，则枯槁无华，易脱易折。由于长期劳累过度、久病耗伤肝肾精血，导致头发失去滋养，出现脱发、白发等症状。通常表现为头发稀疏、干枯易落，伴有头晕、耳鸣、腰膝酸软等症状。施膳原则应以补肝肾、益精血为主。

湿热内蕴

饮食不节制，过食辛辣食物等导致湿热之邪蕴结于肌肤，影响气血循环，阻碍毛发生长，导致头发油腻、稀疏或脱落。通常表现为头发油腻、瘙痒、有异味，可伴有头皮屑增多、脱发等症状。施膳原则应以清热利湿为主。

【肝肾不足 补肝肾　益精血】

食材推荐

药食同源食材

黑芝麻、黄精、桑葚、枸杞子、当归、人参、肉苁蓉等。

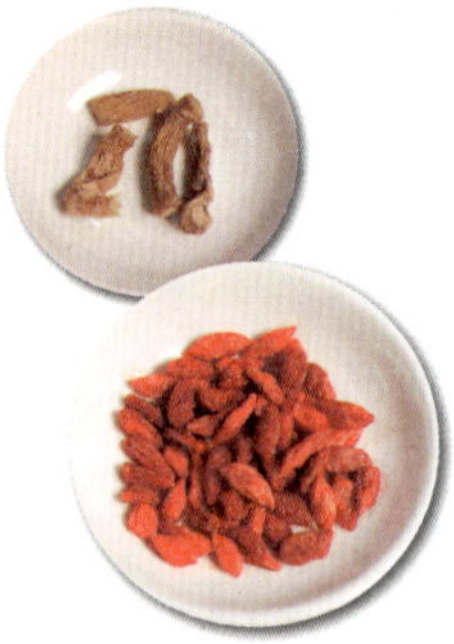

日常食材

黑豆、木耳、香菇、核桃仁、粳米、鲫鱼、豆腐、鸽肉、猪腰、牛肉等。

药膳推荐

人参枸杞蒸蛋 （1 ~ 2 人量）

用　料

鸡蛋 2 个，枸杞子 6 克，鲜百合 30 克，人参 3 克，盐、胡椒粉各适量。

做　法

1. 人参洗净，沥干水分，放入料理机中打成碎末。
2. 鲜百合择洗干净，去除须根，分瓣切碎；枸杞子洗净。
3. 将鸡蛋打入大碗中，加入人参碎、百合碎，沿着固定方向搅打成蛋液，加入少量温水，放入适量盐和少量胡椒粉调匀，撒上枸杞子。
4. 蒸锅中放入适量水，上汽后将蛋液放入蒸锅，隔水蒸制 10 分钟即可。

功效 大补元气，补肝益肾，健脾益胃。适用于肝肾亏虚兼有脾胃气虚的头发早白。也可用于日常调补，以抗早衰。

黑豆鲫鱼汤 （3 ~ 4 人量）

用　料

活鲫鱼 2 条，黑豆 50 克，豆腐 150 克，生姜 1 块，盐适量。

做　法

1. 将鲫鱼去鳞，剖腹，去内脏，洗净备用；豆腐切块备用。
2. 砂锅中添水，放入鱼、黑豆、豆腐，加姜、盐等调味，先用旺火煮沸，再用微火炖至鱼骨脱落。佐餐食用，食鱼喝汤。

功效 补肝益肾，滋阴养血，乌发黑须。适用于肝肾不足，阴血亏虚之须发早白，目昏头晕，耳鸣耳聋，腰酸腿软，面容憔悴，脱发斑秃等。

注意事项

肝肾不足证的药膳作用偏于补益，实证、热证、中满者慎用。

【湿热内蕴 · 清热利湿】

食材推荐

药食同源食材

薏米、白扁豆、陈皮、赤小豆、菊花、枸杞子等。

日常食材

粳米、豆腐、香菇、白菜、绿豆、苦瓜、冬瓜、芹菜、茄子、鸡肉等。

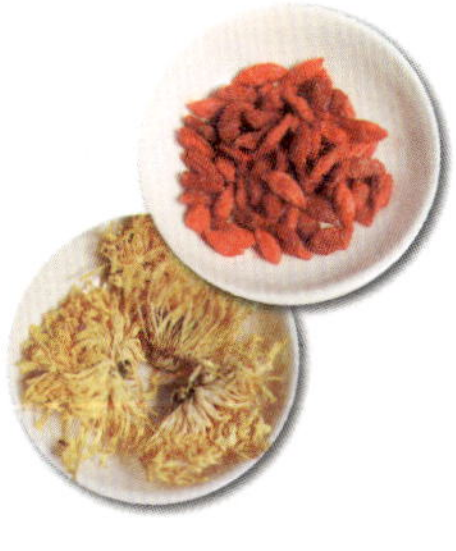

药膳推荐

薏米红豆粥 （1～2人量）

用　料

薏米50克，红豆50克，山药20克，莲子20克，茯苓20克，红枣5克，冰糖适量。

做　法

1. 将薏米、红豆、山药、莲子、茯苓、红枣洗净，浸泡30分钟。
2. 将所有食材放入锅中，加入适量清水，大火煮沸后转小火煮1小时。
3. 加入适量冰糖调味即可。

功效 健脾利湿，清热解毒。

鲜蘑黄瓜汤 （1人量）

用　料

鲜蘑菇、黄瓜各100克，核桃仁10克，鸡汤、芝麻油、盐、味精各适量。

做　法

1. 将鲜蘑菇、黄瓜洗净，切片。
2. 鸡汤煮沸，加入核桃仁煮20分钟，先后放入鲜蘑菇、黄瓜，煮熟后再加盐、味精调味，淋上芝麻油即可。

功效 清热利湿，生发乌发。适合脾胃湿热所致的头发潮湿、黏腻、易脱落。可用于脂溢性脱发属于脾胃湿热者。

注意事项

对于头发的养护，除了药膳调理，我们还可以从生活习惯入手，保持充足的睡眠，避免过度劳累和精神压力过大；饮食上要保持清淡易消化，少吃油腻、辛辣、刺激性食物；避免过度烫发、染发等损伤发质的行为。同时，可以适当地进行运动锻炼，增强身体素质，改善抵抗力。

益智健脑

益智健脑药膳是一种以中医药膳理论为指导，通过食疗来增强大脑功能、提高智力的方法。中医认为，益智健脑与人体脏腑功能和气血运行密切相关。

【症状表现】

益智健脑药膳常用于记忆力减退、思维迟缓、注意力不集中、健忘失眠、心慌心悸等病症。这些症状可能与年龄、疲劳、压力、不良生活习惯等因素有关。

【辨证分型】

智能的产生与保持，与各脏腑的功能有关，而主宰在心（脑），并以精血为物质基础。肾藏精，精生髓，髓充于脑而养元神；脾主运化而为气血之源，气血充养于心而神明出矣。若肾精亏虚，或心脾两虚，均可见精神疲惫、健忘，甚至智力低下。

此类疾病的病因病机主要涉及心、脾、肾等脏腑的功能失调，以及气血不足、痰瘀阻滞等病理变化。其中，心脾两虚和肾精亏虚是两种常见的证型。

心脾两虚

心主血脉，主神明；脾主运化，主气血。心脾两虚时，心神失养，易导致记忆力减退、思维迟缓、面色萎黄、头晕心悸、失眠多梦、食欲不振等。施膳原则应以补益心脾为主。

肾精亏虚

肾藏精，主生长发育和生殖。肾精亏虚时，大脑发育受阻，智力受到影响，出现记忆力减退、智力低下、腰膝酸软、头晕耳鸣等。施膳原则应以滋养肾精为主。

【心脾两虚 补益心脾】

食材推荐

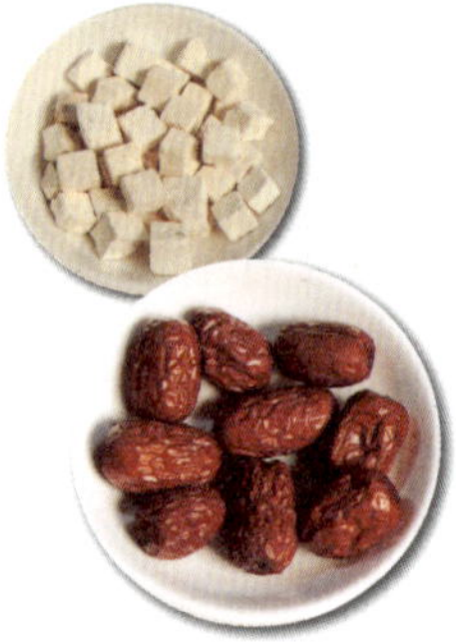

药食同源食材

人参、茯苓、百合、当归、山药、龙眼肉、大枣、莲子、酸枣仁等。

日常食材

粳米、小米、黑木耳、鱼头、动物心脏等。

药膳推荐

莲子鸡丁 （2 ~ 3 人量）

用 料

鸡胸肉 250 克，莲子 60 克，香菇 10 克，火腿肉 10 克，蛋清、淀粉、盐各适量。

做 法

1.将鸡胸肉切丁，用蛋清、淀粉拌匀；香菇泡软切丁；火腿肉切成小菱形块；莲子去心，蒸熟备用。

2.将鸡丁放入油锅中煸至七成熟，沥出多余的油，加进莲子、香菇、火腿及适量盐，翻炒几下出锅即成。

功效 健脾补肾，养心强身。适用于因用脑过度而出现精神倦怠、饮食乏味等症状的青少年。

桂圆莲子粥（1人量）

用料

桂圆肉、莲子各30克，大枣10枚，糯米60克，白糖适量。

做法

1.桂圆肉、莲子、大枣、糯米分别用清水洗净；莲子去芯，保留红棕色表皮；大枣去核。

2.诸味同入砂锅内，加适量清水，用猛火煮至沸腾，然后改用中火继续煮至糯米开花成粥即可，食时加白糖。

功效 补益心脾，健脑益智。适合心脾两虚、气血不足所致智力衰退、健忘失眠、心慌心悸等。健康人服用有助于提高记忆力，增强体质。

小贴士

本药膳额外添加白糖，血糖异常的患者慎用。

【肾精亏虚 · 滋养肾精】

食材推荐

药食同源食材

枸杞子、益智仁、黑芝麻、当归、黄精、桑葚、牡蛎、大枣等。

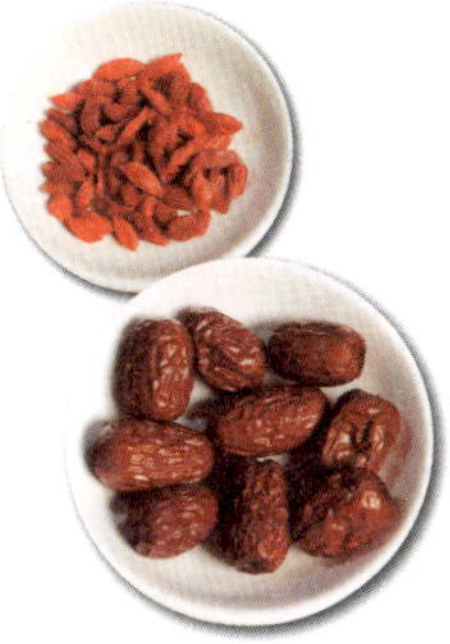

日常食材

粳米、小米、黑木耳、核桃仁、猪腰、动物心脏等。

药膳推荐

人参鹌鹑蛋 （2～3人量）

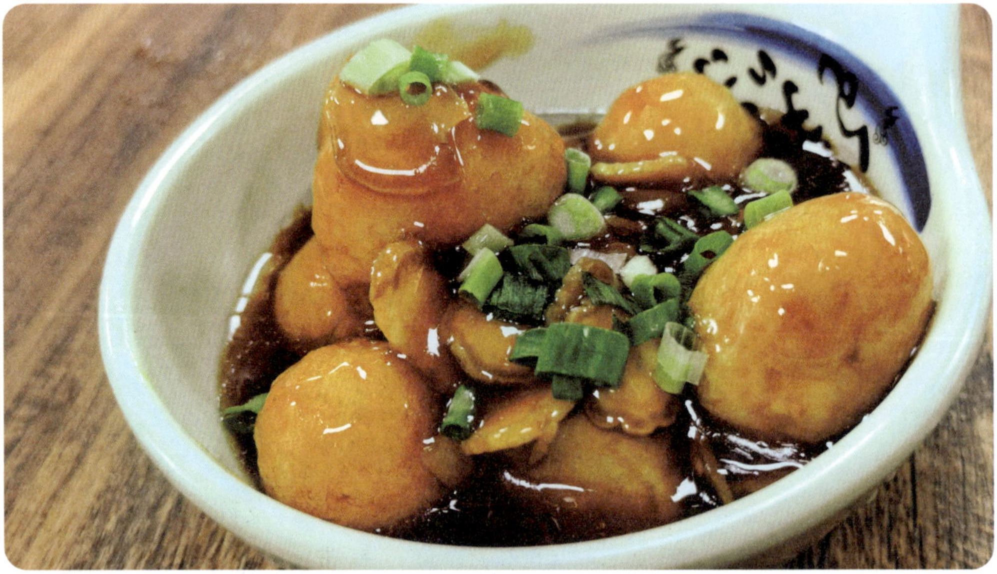

用　料

人参15克，黄精20克，鹌鹑蛋30个，精盐、白糖、味精、芝麻油、水淀粉、清汤、葱末、姜末、酱油、醋各适量。

做　法

1.将人参放碗中蒸焖至软，切片，再放碗中蒸2次，以收取滤汁。

2.黄精加水煎取滤汁2次并浓缩，与人参汁合为半杯。

3.将鹌鹑蛋洗净，煮熟，去壳，一半用人参黄精药汁、盐、味精腌15分钟，另一半用芝麻油炸成金黄色。

4.将清汤、白糖、盐、酱油、味精、醋、药汁、水淀粉调成浓芡汁，与腌好的鹌鹑蛋一起下锅，翻匀，淋芝麻油出锅，装在盘中央，外周摆放炸好的鹌鹑蛋，撒上葱末、姜末即可。

功效 补益精气，益智健脑，抗衰防老。适合精气亏虚、元神失养所致健忘、记忆力减退、头晕眼花、神疲乏力等。

小贴士

服膳时忌食萝卜、莱菔子，忌饮茶，以免影响效果。

健脑核桃排骨汤 （2～3人量）

用　料

排骨500克，核桃肉9个，芡实30克，陈皮5克，生姜3片，盐适量。

做　法

1.排骨洗净、斩块，焯水后捞起。

2.将所有食材一同放入汤煲内，加入适量清水，大火煲开转小火慢煲1小时，加盐调味即可。

功效 补脾、益肾、健脑。适合体虚、用脑过度的青少年。

注意事项

益智健脑药膳需根据个人体质和症状进行辨证施治，不可盲目使用。同时，饮食调理需结合个人身体状况，适量适度，不可过度。此外，还需注意食材和药材的品质，确保药效的发挥。须注意：本类药膳补益功效较强，内郁痰火、痰饮气滞、湿盛中满者慎用。

明目增视

明目增视药膳是指具有保护眼睛、增强视力作用的药膳。随着人们生活节奏的加快，视力问题越来越受到关注。为了提高视力，备受推崇的中医药膳疗法受到广泛欢迎。

【症状表现】

明目增视药膳有助于改善视物不清，两眼干涩，头晕目眩，或见目赤肿痛，羞明流泪，眼疲劳，黑眼圈等症状。这些症状是由长时间使用电子屏幕、缺乏运动、饮食不均衡等因素引起的。

【辨证分型】

肝开窍于目，中医认为，五脏六腑之精气皆上注于目。因此，眼睛的视物功能与脏腑，尤其是与肝的精气盛衰和功能活动状态密切相关。脏腑精气充盈、功能活动旺盛则目明视清，否则视物昏花、模糊不清。此外，邪侵目窍引发目疾，也可影响眼睛的视物功能。在膳食中应注重营养均衡，多食用富含维生素A、维生素C、维生素E、B族维生素和蛋白质的食物。同时，应避免食用辛辣、刺激性食物和饮品，以免加重症状。

中医认为，视力减退等症状与肝、肾、脾等脏腑的功能失调有关。其中，肝肾不足和肝火上炎是两种常见的证型。

肝肾不足

肝肾不足是导致视力问题的常见原因之一。肝藏血，肾藏精，肝肾不足会导致精血不足，无法滋养眼睛。临床表现包括视力下降、眼睛干涩、黑眼圈、头晕耳鸣等。施膳原则应以滋补肝肾为主。

肝火上炎

肝火上炎是由情绪不畅、肝气郁结等原因引起的。临床表现包括眼睛红肿、疼痛，口干口苦，烦躁易怒等。施膳原则应以清肝降火为主。

【肝肾不足 滋补肝肾】

食材推荐

药食同源食材

菊花、桑葚、黄精、山药、黑芝麻、芡实、覆盆子、黄芪、枸杞子等。

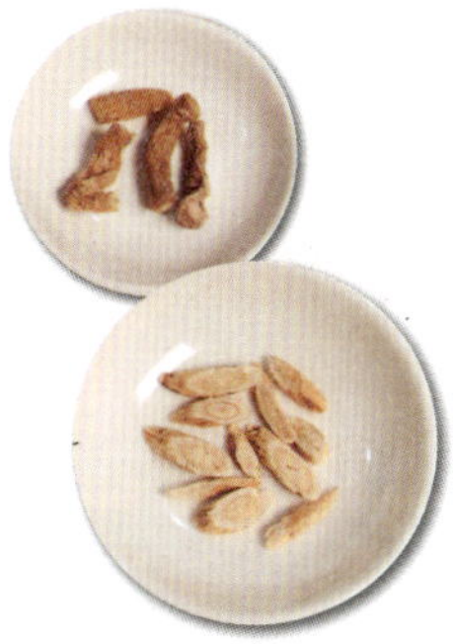

日常食材

粳米、小米、胡萝卜、黑豆、黑木耳、核桃仁、香菇、羊肝等。

药膳推荐

甘菊猪肚 （2 ~ 3 人量）

用 料

猪肚 1 个，甘菊 5 克，黄芪 5 克，老姜 1 大片，葱、香菜少许，香油、胡椒粉、盐、八角等调味品适量，面粉、食用油适量（用于清洗猪肚）。

做 法

1.猪肚洗净，再用面粉加食用油 1 大匙反复搓洗 3 ~ 4 遍祛除异味，滚水烫煮 2 ~ 3 分钟后捞起，浸入冷水中，刮去白膜，切成大块。

2.锅中加水，放入所有食材和调味料后煮滚，改小火焖煮 90 分钟即可。

功效 健脾益肾，补气明目。可用于缓解脾胃虚弱所致食少纳呆、视力下降、眼睛干涩等症状。

枸杞炖鸡 （2 ~ 3 人量）

用 料

枸杞子 30 克，怀山药 50 克，鸡肉 500 克，红枣 5 颗，葱段、姜片各适量，盐、料酒、生抽各少许。

做 法

1.将鸡肉洗净切块，放入沸水中焯水。

2.将所有材料放入炖盅中，加入适量清水，隔水炖煮 1 小时左右即可。

功效 滋补肝肾，明目养颜。可用于治疗视力下降、眼睛干涩等症状。

【肝火上炎 · 清肝降火】

食材推荐

药食同源食材

枸杞子、菊花、桑叶、决明子、荷叶、蒲公英、夏枯草等。

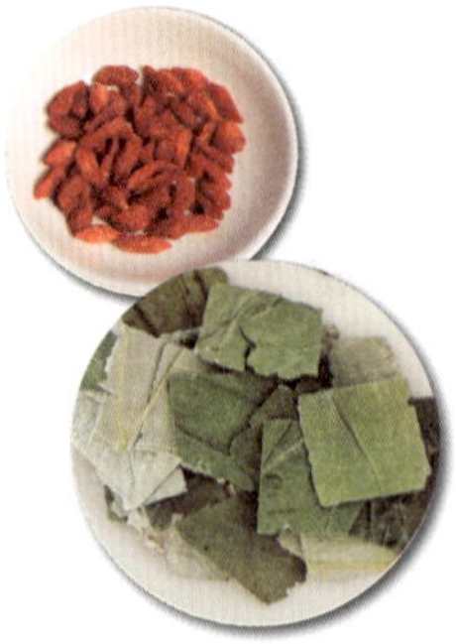

日常食材

粳米、小米、绿豆、芹菜、苦瓜、荠菜、豆腐、胡萝卜等。

药膳推荐

菊花决明茶饮 （1 人量）

用 料

菊花 5 克，决明子 10 克，枸杞子 5 克，冰糖适量。

做 法

1.将决明子放入茶壶中，加入适量清水浸泡半小时。

2.将菊花、枸杞子也放入茶壶中，共同焖煮几分钟，加入冰糖调味即可。

功效 清肝降火，明目养颜。可治疗眼睛红肿疼痛、口干口苦等症状。

杞叶芹菜粥 （2 ~ 3 人量）

用 料

新鲜枸杞叶 30 克，新鲜芹菜 60 克，粳米 50 ~ 100 克，盐少许。

做 法

1.将枸杞叶洗净；芹菜洗净，切碎。

2.枸杞叶、芹菜与粳米同入砂锅内，加水适量，同煮成粥，加盐调味即成。

功效 清肝明目。适合肝火上炎所致目赤肿痛、视物不清、羞明流泪等。

小贴士

此粥作用较慢，需频用、久用。应现煮现食，不宜久放。食用此粥时暂停饮用牛乳及其他乳制品。

注意事项

食用明目增视药膳是一种有效的治疗方法，通过膳食调理和药材滋补，可以改善视力问题。对于不同的病因病机，应采用不同的膳食原则和药材，以达到更好的治疗效果。此外，保持良好的生活习惯和饮食习惯是预防视力问题的关键。

清热祛暑

随着夏季的到来，天气逐渐炎热，人们容易感到身体不适。中医认为，清热祛暑是夏季养生的重要方法之一。清热祛暑药膳具有清热解毒、生津止渴、利尿除湿等功效，有助于缓解暑热之邪，恢复身体机能。

【症状表现】

盛夏感受暑邪所致暑病，临床症见口渴、头昏脑涨、乏力、腹泻等。严重者还可能出现高热、脱水等症状，对身体健康造成严重影响。

【辨证分型】

暑为夏季的主气，乃火热所化，古人指出：暑本夏月之热病。暑病以身热烦渴，汗出体倦为主症，并常有夹湿的临床表现。中医认为，夏季人们容易受到暑热湿邪的侵袭，导致身体出现一系列的不适症状。此外，夏季暑湿交蒸，人体内的湿气容易阻滞气机，导致脾胃功能受损，进一步加重身体的不适。因此，清热祛暑是夏季养生的关键。

其中，外感暑热和暑热夹湿是两种常见的证型。

外感暑热

夏季暑热之邪侵入人体，易耗气伤津，导致身体机能下降。临床常表现为发热、口渴、心烦、乏力、小便黄等症状。施膳原则应以清热解暑为主。

暑热夹湿

夏季暑湿交蒸，人体内的湿气容易阻滞气机，导致脾胃功能受损，进一步加重了身体的不适。临床表现除了有外感暑热的症状外，还可能出现恶心呕吐、食欲不振、腹泻等症状，同时伴有身体沉重感、头重脚轻等湿邪表现。施膳原则应以化湿祛暑为主。

【外感暑热 · 清热解暑】

食材推荐

药食同源食材

金银花、荷叶、菊花、蒲公英、薄荷、芦根、栀子等。

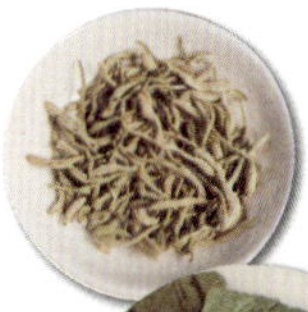

日常食材

绿豆、莲藕、冬瓜、西瓜、黄瓜、苦瓜、芹菜、绿豆芽等。

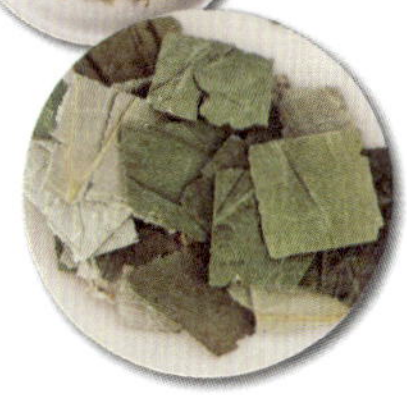

药膳推荐

翠衣凉茶 （1 人量）

用　料

炒栀子 3 克，鲜西瓜皮 9 克，甘草 1 克，白糖 10 克。

做　法

将鲜西瓜皮、炒栀子、甘草放入砂锅内，加入适量清水，武火煮沸，换成文火微沸 20 分钟，加入白糖即可。

功效 清解暑热。适合中暑轻证，头昏脑涨，身热面红，精神不振，汗出口渴等。用于先兆中暑、轻证中暑。

小贴士

脾胃虚寒、素体阳虚、寒湿偏盛者禁用。

绿豆薏米粥 （2人量）

用 料

薏米30克，绿豆50克，冰糖适量。

做 法

1. 薏米、绿豆洗净，浸泡1小时备用。
2. 锅中加入适量清水，放入薏米、绿豆煮至软烂，加入适量冰糖搅拌均匀即可。

功效 清热解毒、利尿除湿，适用于外感暑热患者。

【暑热夹湿·化湿祛暑】

食材推荐

药食同源食材

藿香、薏米、莲子、白扁豆、香薷、茯苓、陈皮、荷叶等。

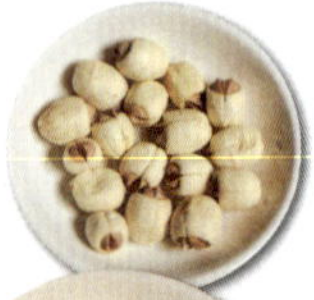

日常食材

粳米、绿豆、西瓜、冬瓜、香椿、莲藕、丝瓜、苦瓜等。

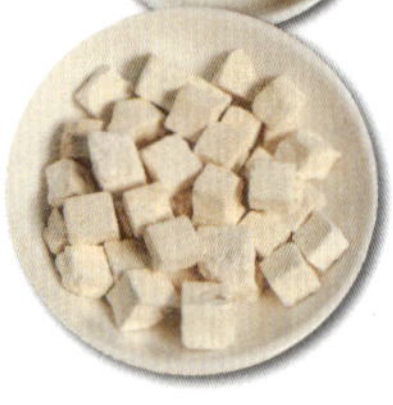

药膳推荐

藿香甘菊茶 （1人量）

用 料

藿香、甘菊花、生甘草、茶叶各10克。

做　法

取上述各用料，洗择干净，置于适宜容器内，开水冲泡即成。代茶频饮。

功效 解暑清热，化湿止呕。主治暑湿证，并可预防中暑。

荷叶冬瓜汤 （2 人量）

用　料

鲜荷叶 50 克，莲子 50 克，茯苓 20 克，鲜冬瓜 250 克，食盐适量。

做　法

1. 取鲜荷叶、莲子、茯苓、鲜冬瓜洗净，冬瓜带皮切成长条。
2. 上述用料共同置于锅内，加水适量，熬汤至莲子熟，加食盐调味即可。

功效 祛暑利湿。适合暑温、湿温病所致的发热烦闷、头痛口渴、尿赤或小便不利等症。既适用于暑温、暑湿证，可作为夏季的养生保健餐食，亦适用于中暑属于暑热夹湿者，以及泌尿系感染属于湿热者。

注意事项

以上药膳制作简单，口感鲜美，适合夏季养生食用。应注意本类药膳性质寒凉，易伤脾胃，脾胃虚弱、素体阳虚、食少便溏者慎用。应注意适量服用，中病即止，以防克伐太过，损伤正气，导致腹泻等不良反应。同时，也应注意饮食卫生，避免食用变质或被污染的食物。

肥胖

肥胖是现代社会中一个日益严重的问题，可引发或加重多种疾病，包括高血压、糖尿病、心脑血管疾病等，而且肥胖本身极有可能就是疾病的表现。因此，减肥是养生保健的重要环节。肥胖是由多种原因导致体内膏脂堆积过多，体重异常增加，并伴有头晕乏力、神疲懒言、动则气短等症状的一类病证。中医认为肥胖的病因病机与多种因素有关，包括饮食不节、情志失调、体质因素等。

【症状表现】

肥胖的表现多种多样，常见的有体重超标、身体不适、行动不便、气短乏力等。

【辨证分型】

中医认为肥胖的病因病机主要包括以下几个方面：

（1）饮食不节：过食肥甘厚腻、生冷寒凉之品，导致脾胃受损，运化失司，水湿内停，聚湿生痰，进而形成肥胖。

（2）情志失调：长期情绪不良、肝气郁结，导致气机不畅，水液代谢紊乱，进而形成肥胖。（3）体质因素：先天禀赋不足、后天失养，导致人体正气虚弱，易受外邪侵袭，进而形成肥胖。

肥胖的中医辨证分型主要有两种：脾虚食滞和痰湿内阻。

脾虚食滞

脾胃虚弱，运化无力，食物停滞，进而形成痰湿，导致肥胖。主要表现为食欲不振、腹胀、腹泻、面色萎黄、乏力等。施膳原则应以健脾消食为主。

痰湿内阻

脾虚生痰，痰湿内阻，导致肥胖。主要表现为腹部肥满、口黏、乏力、头晕等。施膳原则应以化痰祛湿为主。

【脾虚食滞 健脾消食】

食材推荐

药食同源食材

山楂、麦芽、山药、鸡内金、莱菔子、茯苓、陈皮等。

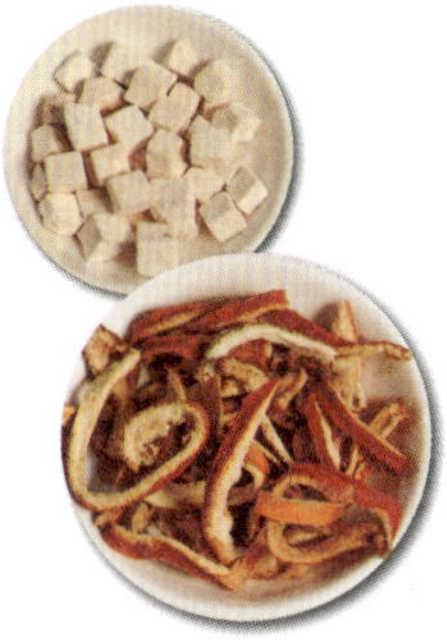

日常食材

粳米、荞麦、大麦、玉米、白萝卜、胡萝卜、白菜、香菇、蘑菇、番茄、菠萝、柚子等。

药膳推荐

荷叶减肥茶（1 ~ 2 人量）

用　料

荷叶 15 克，生山楂、生薏米各 20 克，陈皮 6 克。

做　法

1. 诸药洗净晒干，研为细末，混合均匀。

2.将药末放入杯中，冲入沸水，浸泡约 30 分钟即可。代茶频饮。

功效 理气行水，化食导滞，降脂减肥。适用于痰气交阻，脾不健运之单纯性肥胖、高脂血症，也可作为调理糖尿病、脂肪肝、胆石症等病症的日常饮料。

小贴士

肥胖患者见有阴虚征象的不宜饮用。

鸡丝冬瓜羹 （2 人量）

用 料

人参 3 克，茯苓 15 克，鸡内金 5 克，鸡脯肉 200 克，冬瓜 200 克，莴苣 100 克，黄酒、精盐、味精各适量。

做 法

1.先将鸡脯肉洗净，切丝；冬瓜削皮，洗净，切片；莴苣削皮，洗净，切丝。

2.砂锅置火上，放入人参、茯苓、鸡内金，加水 500 毫升，文火煮沸 30 分钟，取汁去渣。

3.将鸡肉丝、冬瓜片、莴苣丝加入药汁中，放适量精盐、黄酒、味精，用小火慢炖，至冬瓜熟烂。

功效 健脾益气，消食利水。适合脾虚气弱所致的四肢虚胖，体倦懒动，嗜睡易疲，食少腹胀，便溏，或见头面浮肿。既可用于虚胖，也可用于脾胃虚弱之人的日常调养。

【痰湿内阻 · 化痰祛湿】

食材推荐

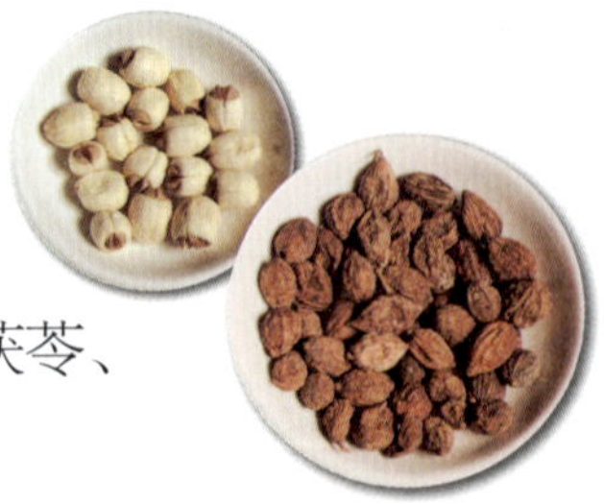

药食同源食材

薏米、莲子、赤小豆、白扁豆、芡实、砂仁、茯苓、陈皮、荷叶等。

日常食材

粳米、荞麦、大麦、山药、海带、洋葱、春笋、冬瓜、白菜、茼蒿、香菇等。

药膳推荐

五味苡仁羹 （3～4人量）

用 料

薏米、山药、莲子、白扁豆各50克，陈皮6克。

做 法

1.山药洗净，去皮，切块；莲子浸泡2小时，去莲心；白扁豆浸泡4小时。

2.将莲子、白扁豆、薏米、山药、陈皮同置于锅内，加水适量，文火煎煮，熬成羹即得。

功效 健脾祛湿。适用于脾虚痰湿导致的肥胖、大便溏稀、神疲乏力等症。

注意事项

本类药膳使用时要遵循辨证施膳的原则。多数具有偏寒或偏热之性，若常人保健而长期使用，要注意采取平衡协调方法加以纠正，以防积寒或蕴热。

对于肥胖问题，中医强调辨证施治和膳食调理相结合的方法。通过选择合适的食材和药膳，可以达到调理身体、减肥的效果。同时，也需要注意饮食节制、适量运动等综合调理，以达到更好的效果。

口疮咽痛

中医认为，治疗口疮咽痛的药膳是一种通过食疗方法，以清热解毒中药为主要成分，达到调理身体、祛除内热、改善体质等功效的食品。其作用原理是通过调节人体的气血、经络、脏腑等，达到清热解毒的效果。

【症状表现】

内热过盛表现为口干舌燥、口腔溃疡、心烦失眠、便秘尿黄、吐衄发斑，或头面红肿，或口糜咽痛等，或为外科之痈疽疔疮等。

【辨证分型】

口疮咽痛的主要病因病机为内热过盛、湿热内生等。这些因素会导致人体气血运行不畅，内火过旺，从而引发各种疾病和不适症状。本类疾病多由于外感六淫，入里化热；或五志过极，脏腑偏胜，均可化火，从而引起里热证。

口疮咽痛常见的两种辨证分型为外感风热、热毒壅盛。

外感风热

病因病机为外感风热，热邪侵袭人体。临床主要表现为发热恶风、头痛身痛，咽喉红肿疼痛、口干舌燥、咳嗽痰黄等。施膳原则应以疏风解表，清热解毒为主。

热毒壅盛

病因病机为热毒壅盛，化火上炎。主要表现为咽喉肿痛、口舌生疮、牙龈肿痛、喉咙干痒等。施膳原则应以清热解毒，利咽止痛为主。

【外感风热 疏风解表　清热解毒】

食材推荐

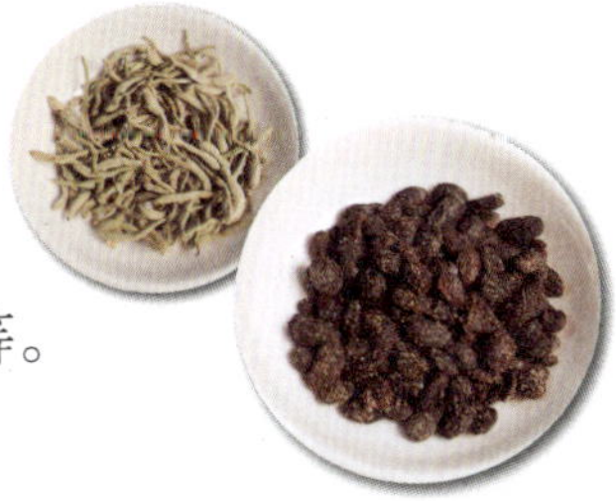

药食同源食材

桑叶、菊花、金银花、淡豆豉、葛根、薄荷等。

日常食材

粳米、豆腐、白菜、白萝卜、黄瓜、冬瓜、香菇、胡萝卜等。

药膳推荐

香炒牛蒡　（2 人量）

用　料

牛蒡 100 克，山药 100 克，胡萝卜 50 克，白芝麻 10 克，食用油、生抽、料酒、白糖、白醋各适量。

做　法

1. 牛蒡刨去外皮，用流动的水冲洗干净，用一把小刀像削铅笔一样将牛蒡削成小片。
2. 将削成小片的牛蒡泡入放了白醋的水中防止变色，在醋水中泡 10 分钟后捞出沥干水分。
3. 胡萝卜洗净，去皮，也像削铅笔一样用小刀削成小片。山药洗净，去皮，同样削成小片。
4. 将少许白芝麻放入平底锅中，用小火焙香，盛出备用。

5. 锅中倒入少许油，加热，倒入牛蒡小片、胡萝卜小片和山药小片，转大火翻炒两三分钟。
6. 倒入适量料酒、白糖和生抽，快速翻炒均匀。
7. 撒上一些焙香的白芝麻，装盘出锅。

功效 疏风散热，解毒利咽。

疏风绿豆粥 （2人量）

用 料

绿豆25克，菊花5克，鲜薄荷叶10克，粳米50克，冰糖适量。

做 法

1. 将绿豆、粳米淘洗干净，放入砂锅内，加水适量，用武火烧沸。
2. 加入菊花，改用文火煎熬，直至食材烂熟。
3. 将冰糖加入粥内，将鲜薄荷叶切碎后加入粥内，搅拌均匀即成。

功效 清热解毒，消暑热。适合热毒壅盛所致的疮痈肿毒，以及暑热烦渴等症。

小贴士

薄荷叶若无鲜品可以干品3克替代，切勿久熬久煮，避免药效减弱。

【热毒壅盛 清热解毒 利咽止痛】

食材推荐

药食同源食材

金银花、蒲公英、青果、罗汉果、栀子、荷叶、菊花、芦根、淡竹叶等。

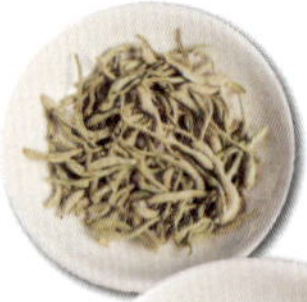

日常食材

粳米、绿豆、白菜、白萝卜、苦瓜、茄子、苦菜、芦笋、莲藕、梨等。

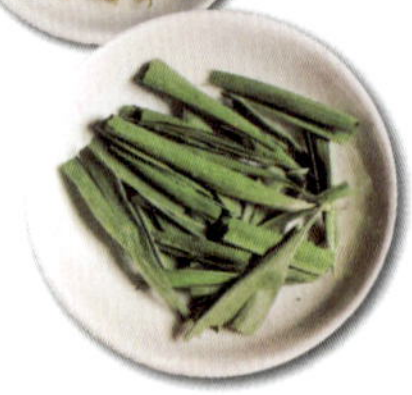

药膳推荐

橄榄萝卜饮 （2～4人量）

用　料

鲜橄榄7枚，罗汉果1颗，鲜萝卜250克，冰糖适量。

做　法

1.鲜萝卜洗净，切成小块备用。

2.罗汉果捏碎。

3.将罗汉果、鲜橄榄、鲜萝卜块一同投入砂锅，加水适量，煎熬至烂熟，加入冰糖即可。当茶频饮。

功效 清热解毒，利咽生津。适合热毒壅盛所致的咽喉肿痛等症。本药膳清凉甘甜可口，也适宜常人饮用。

银花薄荷饮 （1人量）

用　料

金银花3克，胖大海1枚，薄荷3克，冰糖少许。

做　法

1.取胖大海加适量水煎煮，文火保持微沸10分钟。

2.加入金银花、薄荷继续保持微沸6分钟，去渣留汁，加入冰糖即可。

功效 疏风清热利咽。适用于风温病邪所致咽喉肿痛。

小贴士

薄荷切勿久熬久煮，避免药效减弱。

注意事项

本类药膳性质寒凉，易伤脾胃，脾胃虚弱、素体阳虚、食少便溏者慎用。另外，应注意中病即止，以防克伐太过，损伤正气。

腹泻

腹泻是一种常见的消化系统疾病，在治疗时选用中医药膳是一种常用的方法。通过调理脾胃功能，可有效缓解腹泻症状。在制作药膳时，应根据不同的证型选择合适的食材和烹饪方法，以达到最佳的疗效。

【症状表现】

腹泻的主要临床表现包括大便次数增多、稀薄不成形、腹痛，或伴恶心呕吐等，严重者还会出现脱水症状。

【辨证分型】

中医认为腹泻的发生与脾胃功能失调有关，脾胃虚弱是根本原因。此外，湿邪内盛、外感风寒、饮食不节等因素也会导致腹泻的发生。

常见的辨证分型有脾虚湿盛和脾肾阳虚两种。

脾虚湿盛

脾虚是本型的病机关键，常由脾气亏虚，运化失职，湿自内生，郁久化热，湿热内蕴所致。临床常表现为腹泻，大便次数增多，便质溏薄，夹杂有不消化的食物残渣，伴腹胀纳少，肢体倦怠，或身热不扬，口渴不欲饮等症状。施膳原则应以健脾祛湿为主。

脾肾阳虚

本型常因脾阳虚衰，运化失职，湿聚为水，或久泻伤及肾阳，肾阳不足，不能温养脾阳，阴寒内盛所致。临床常表现为腹泻日久不愈、大便清稀或完谷不化，伴形寒肢冷、腰膝酸软等症。施膳原则应以温补脾肾为主。

【脾虚湿盛 健脾祛湿】

食材推荐

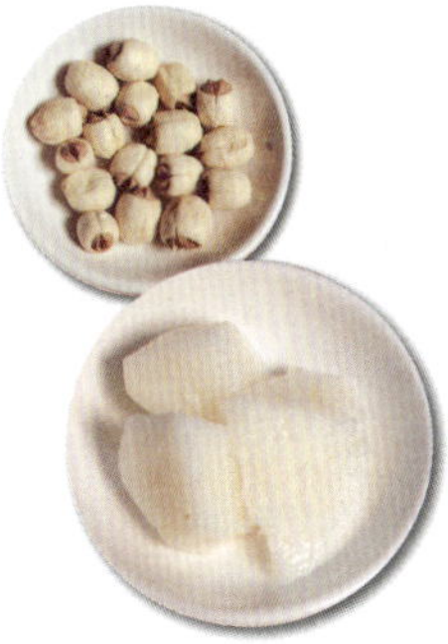

药食同源食材

人参、黄芪、莲子、白扁豆、茯苓、薏米、山药、芡实、砂仁、陈皮等。

日常食材

粳米、糯米、胡萝卜、香菇、板栗、苹果、石榴等。

药膳推荐

薏米扁豆粥　（2 人量）

用　料

薏米 30 克，白扁豆 15 克，莲子 20 克，大米 50 克。

做　法

1. 将食材洗净，将白扁豆、莲子加入适量清水浸泡 1 小时。
2. 将所有食材放入锅中，加适量水煮至食材烂熟即可。

功效 健脾祛湿，适用于脾虚湿盛之腹泻。

薯蓣面 （2～3人量）

用　料

薯蓣（即山药）500克，芡实粉20克，面粉100克，豆粉60克，鸡蛋3个，老姜、葱、食盐、猪油各适量。

做　法

1.先将山药去皮切片，晒干，研为细粉，过细筛备用。

2.将山药粉、芡实粉、面粉、豆粉放入盆中拌和均匀，加入鸡蛋、清水、食盐适量，揉成面团，用擀面杖擀成薄面片，再切成面条。

3.锅置火上，锅内放入猪油、葱、姜煸炒后，加入适量清水烧沸，放入面条煮熟即成。

功效 健脾止泻、补肺固肾。适用于脾胃虚弱所致食少体倦、久泻久痢，亦可用于肺虚所致久咳不愈，及肾虚所致遗精滑精、小便频数、带下、消渴等。

【脾肾阳虚 温补脾肾】

食材推荐

药食同源食材

肉桂、莲子、芡实、乌梅、肉豆蔻、覆盆子等。

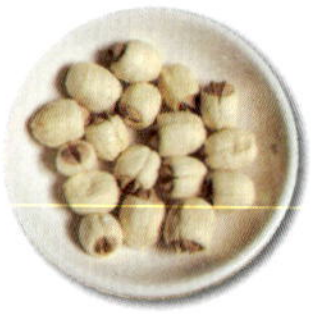

日常食材

粳米、糯米、小米、羊肉、鸡肉、鸽肉、猪肚、苹果等。

药膳推荐

芡实蒸蛋羹 （1～2人量）

用　料

芡实30克，鸡蛋2个，骨头汤2碗，鸡肉末或猪肉末、葱花、食盐、食醋、酱油、香油、花生油各适量。

做 法

1. 将蛋液磕入碗中，以筷子顺向搅散至挑不起丝为度。

2. 骨头汤中纳入芡实，熬至1碗，将骨头汤与鸡蛋液混合，加盐拌匀，然后上笼蒸至成形。

3. 再架炒锅烧油至七成热，下肉末速炒，加葱花、盐、醋、酱油、香油等佐料调味，随后出锅，倒入蒸好的蛋羹内即成。

功效 补脾益肾，滋阴养血，固精涩肠，除湿止带。适合老人、儿童及体弱者的日常保健。

小贴士

本方为补涩之剂，湿热内蕴者不宜食用。

益智仁炖鸡 （2人量）

用 料

益智仁30克，肉豆蔻6克，鸡肉250克，葱段、姜片、酱油、料酒、盐各适量。

做 法

1. 将益智仁洗净，磨碎；肉豆蔻洗净；鸡肉切块。

2. 将食材放入锅中，加入清水及适量调味料，开火炖至鸡肉烂熟即可。

功效 温补脾肾，适用于脾肾阳虚所致久泻久痢、五更泄泻。

注意事项

本类药膳专为脾胃虚弱、肾阳虚衰致所久泻久痢的病证而设，病属邪实，如表证腹泻，食滞泄泻，热痢初起，用之则易“闭门留寇”，故属禁忌。

同时此类药膳作用较为缓和，适合腹泻一般轻症，虚脱重症则只能作为辅助治疗，切不可延误治疗时机。

增长助高

中医认为，身高增长缓慢或停止与多种因素有关。其中，遗传因素、内分泌失调、营养不良、缺乏运动等是常见原因。中医认为，身高增长是一个整体的过程，需要综合考虑多种因素，并通过调理身体内部环境来实现。

【症状表现】

身高增长缓慢或停止的临床表现主要包括身高较同龄人低、生长速度减慢、食欲不振、面色萎黄、乏力等。此外，还可能出现失眠、情绪不稳定等症状。

【辨证分型】

身高增长缓慢或停止的病因较为复杂，包括先天不足、后天失养、脾胃虚弱、气血不足等。其中，脾胃虚弱是身高增长缓慢的主要病因之一，脾胃为后天之本，气血生化之源，脾胃虚弱则气血不足，影响身高的增长。此外，内分泌失调也是身高增长缓慢的常见原因之一，尤其是生长激素的分泌与身高增长密切相关。

常见的辨证分型有脾失健运和肝肾不足。

脾失健运

由于脾胃虚弱，运化无力，气血生化无源，导致身体发育迟缓，身材矮小。临床常表现为食欲不振，腹胀腹泻，面色萎黄，肌肉松弛，精神疲惫，免疫力低下。施膳原则应以健运脾胃，调理气血为主。

肝肾不足

肝肾不足，筋骨发育不良，导致身材矮小。临床常表现为身材瘦小，面色晦暗，腰膝酸软，头晕耳鸣，夜尿频繁。施膳原则应以补益肝肾，强筋壮骨为主。

【脾失健运 健运脾胃　调理气血】

食材推荐

药食同源食材

人参、茯苓、山药、陈皮、砂仁、山楂、麦芽、鸡内金、大枣等。

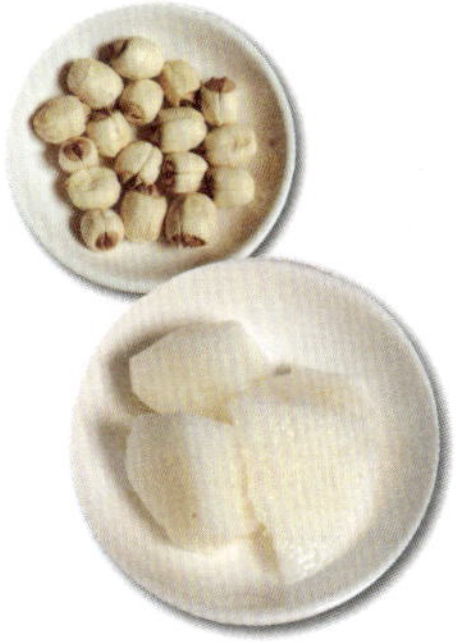

日常食材

粳米、小米、玉米、南瓜、胡萝卜、香菇、蘑菇、洋葱、土豆、板栗、牛肉、鸡肉、菠萝、柚子等。

药膳推荐

茯苓陈皮茶　（1人量）

用　料

茯苓10克，陈皮6克，冰糖适量。

做　法

将茯苓、陈皮洗净后放入杯中，加入适量冰糖，冲入开水泡服。

功效 健脾理气，开胃消食。适合脾胃虚弱，食欲不振，消化不良，腹胀腹泻的人群服用。

【肝肾不足 · 补益肝肾　强筋壮骨】

食材推荐

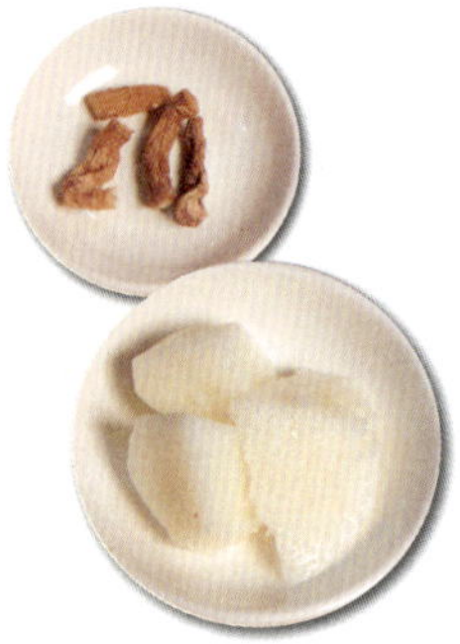

药食同源食材

枸杞子、桑葚、黑芝麻、牡蛎、黄精、山药等。

日常食材

粳米、香菇、韭菜、鳝鱼、大虾、猪肉、鸡肉、牛肉、鸽肉、羊肉、猪肝等。

药膳推荐

枸杞炒猪肝　（3 ~ 4 人量）

用　料

枸杞子 12 克，猪肝 400 克，生姜 9 克，洋葱 100 克，青椒 100 克，胡萝卜 100 克，食用油、生抽、酱油、淀粉、白糖、料酒各适量。

做　法

1. 将新鲜猪肝放进水里浸泡 1 ~ 2 小时后，切成小块。切好的猪肝再放入清水中泡出血水，中间可换水 2 ~ 3 次。
2. 洋葱、青椒、胡萝卜洗净，切片。
3. 把泡出血水的猪肝块加入一勺淀粉、一勺料酒搅拌均匀。锅中加水和姜片，将猪肝放进锅中煮至七分熟。
4. 将焯好水的猪肝沥干水分后再加入适量淀粉拌匀，将拌匀后的猪肝放入油中炸熟（时间不要过长）。
5. 碗中加入适量生抽、酱油、白糖、淀粉，再加入少许水调成料汁。
6. 另起锅放油，将洋葱、青椒、胡萝卜放入锅中过油，将调好的料汁倒入锅中，再放入炸熟的猪肝，加入枸杞子，一起翻炒 2 ~ 3 分钟出锅即可。

功效 补益肝肾，养血明目。

黄精板栗红烧肉 （3～4人量）

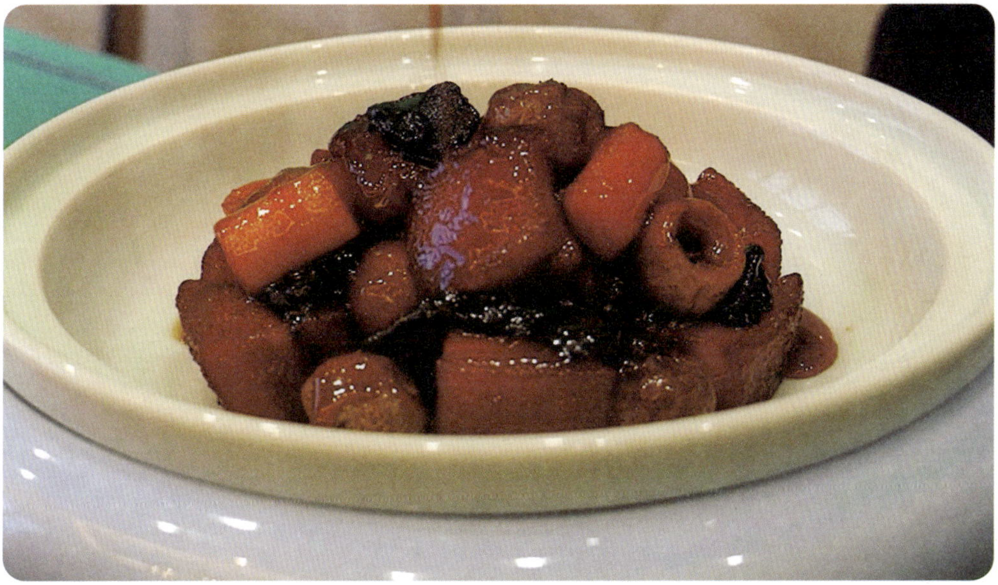

用 料

山药450克，栗子干品150克（或鲜果300克），黄精15克，枸杞子15克，五花肉250克，酱油、盐、料酒、姜片各适量。

做 法

1. 山药去皮，洗净，切成方块；黄精、枸杞子提前用温水泡软；栗子如是鲜果则洗净备用，若为干果则浸清水一夜备用。
2. 五花肉切成宽4厘米的方块，过一次沸水。将五花肉、栗子、山药和黄精放入砂锅中，加入酱油、姜片、料酒、盐适量，加适量水，大火烧开，加入枸杞子，小火慢煨30分钟至栗子软烂即可食用。

功效 健脾益肾，补气养肝。适用于肝肾不足所引起的生长发育迟缓。

注意事项

本类药膳分别针对脾失健运和肝肾不足的情况进行调理。长期坚持食用有助于改善脾胃功能，强壮筋骨，促进身体发育。同时，应注意饮食均衡，适当锻炼，保证充足睡眠，才能更好地发挥药膳的效果。

情绪调理

情绪调理药膳是以中医理论为基础，通过食物的调理，达到缓解情绪压力，改善情绪状态的效果。

【症状表现】

情绪调理药膳适用于长期情绪压抑、精神状态不佳的人群。主要表现为情绪低落，易怒，失眠多梦，食欲不振，疲乏无力等。此外，还可能出现胸闷不适、口干舌燥等症状。

【辨证分型】

情绪压力的产生，主要与五脏功能失调有关。长期的情绪压抑可导致肝气郁结，影响脾胃运化，进而引发一系列身体不适。因此，情绪调理药膳的主要目的在于调和五脏，疏肝解郁，以达到改善情绪状态的效果。

常见的辨证分型有肝郁气滞与阴虚火旺。

肝郁气滞

肝郁气滞是由肝失疏泄、气机不畅导致的疾病。其主要症状包括情绪抑郁、胸胁胀痛、腹胀等。女性患者还可能出现月经不调、痛经等症状。施膳原则应以疏肝理气为主。

阴虚火旺

阴虚火旺是由阴液亏虚，虚火上炎所致。其主要症状包括头晕耳鸣、失眠多梦、口燥咽干等。此外，还可能出现五心烦热、潮热盗汗等症状。施膳原则应以滋阴降火为主。

【肝郁气滞 疏肝理气】

食材推荐

药食同源食材

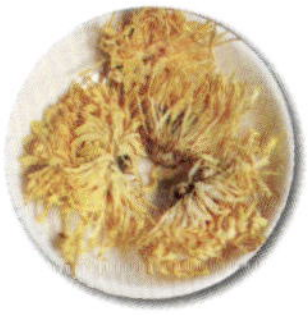

玫瑰花、菊花、薄荷、佛手、香橼、代代花、紫苏、郁李仁、陈皮等。

日常食材

小米、玉米、萝卜、白菜、芹菜、土豆、韭菜、橙子、橘子、柚子、猪肝等。

药膳推荐

佛手红枣粥 （2人量）

用 料

佛手5克，枸杞子5克，红枣15克，糯米100克。

做 法

1. 糯米、红枣洗净，浸泡2小时；佛手洗净泡软，切细丝备用。
2. 砂锅中放入清水，加入糯米、红枣，大火开锅，放入佛手丝、枸杞子，转中火煮半个小时左右，粥熟即成。

功效 理气疏肝，健脾和胃。适用于肝郁气滞导致的情绪烦闷、胸胁胀痛、食欲减退等症状。

【阴虚火旺 滋阴降火】

食材推荐

药食同源食材

百合、玉竹、枸杞子、桑葚、牡蛎、石斛、罗汉果等。

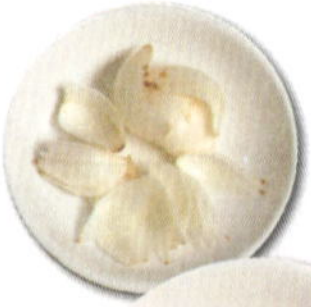

日常食材

粳米、鸭肉、猪肉、甲鱼、鸽肉、鳝鱼、梨、银耳、芹菜、香菇等。

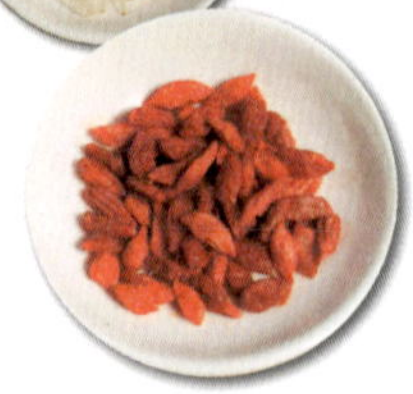

药膳推荐

百合西芹　（2～3人量）

用　料

百合（鲜品）100克，芹菜250克，荷兰豆100克，木耳20克，食用油、蒜蓉及盐各适量。

做　法

1.芹菜洗净，切成寸段；木耳提前泡发，备用；荷兰豆去除两头，洗净；百合掰开洗净，备用。

2.锅内加入适量油，放入蒜蓉爆香，下木耳先炒熟，再下芹菜、荷兰豆炒至断生，最后放入百合快速翻炒至百合边缘透明，放入适量盐调味即可。

功效 滋阴润肺，宁心安神。适用于阴虚火旺引起的口燥咽干、心烦气躁、干咳咽痒等症状。

注意事项

本类药膳在应用时，应遵循个体化的原则，根据个人体质和症状表现进行调理，辨证施膳。同时，保持良好的生活习惯和适当的运动锻炼也是改善精神状态的重要因素。